儿童常见导管护理手册

郑玉婷　梁元卿　主编

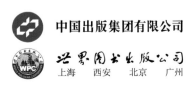

中国出版集团有限公司

世界图书出版公司

上海　西安　北京　广州

图书在版编目(CIP)数据

儿童常见导管护理手册 / 郑玉婷, 梁元卿主编. ——
上海: 上海世界图书出版公司, 2023.4
ISBN 978-7-5232-0030-8

Ⅰ. ①儿… Ⅱ. ①郑… ②梁… Ⅲ. ①小儿疾病－导
管治疗－护理学－手册 Ⅳ. ①R473.72-62

中国国家版本馆CIP数据核字(2023)第021543号

书　　名　儿童常见导管护理手册
　　　　　　Ertong Changjian Daoguan Huli Shouce
主　　编　郑玉婷　梁元卿
责任编辑　芮晴舟
封面设计　崔晨烨
出版发行　上海世界图书出版公司
地　　址　上海市广中路88号9－10楼
邮　　编　200083
网　　址　http://www.wpcsh.com
经　　销　新华书店
印　　刷　苏州彩易达包装制品有限公司
开　　本　890 mm× 1240 mm　1/32
印　　张　7.625
字　　数　170千字
版　　次　2023年4月第1版　　2023年4月第1次印刷
书　　号　ISBN 978-7-5232-0030-8 / R · 644
定　　价　80.00元

编者名单

主　编

郑玉婷（云南省昆明市儿童医院）

梁元卿（云南省昆明市儿童医院）

副主编

詹晓燕（云南省昆明市妇幼保健院）

冯　俊（云南省昆明市儿童医院）

王若谷（云南省昆明市儿童医院）

李丽萍（云南省昆明市儿童医院）

朱婷燕（云南省昆明市儿童医院）

左　银（云南省昆明市儿童医院）

方艺桦（云南省昆明市儿童医院）

李皎娇（云南省昆明市儿童医院）

编　委（以姓氏笔画为序）

王　芬（云南省昆明市儿童医院）

王　婷（云南省昆明市儿童医院）

王红莉（云南省昆明市儿童医院）

王晓梦（云南省昆明市儿童医院）

石琼怀（云南省昆明市儿童医院）

卢　婕（云南省昆明市儿童医院）

刘灵芝（云南省昆明市儿童医院）

孙美华（云南省昆明市儿童医院）

严　娟（云南省昆明市儿童医院）

李　润（云南省昆明市儿童医院）

李丹娜（云南省昆明市儿童医院）

李东慧（云南省昆明市儿童医院）

李丽梅（云南省昆明市儿童医院）

杨曦琳（云南省昆明市儿童医院）

吴　静（云南省昆明市儿童医院）

吴　瑾（云南省昆明市儿童医院）

张　莹（云南省昆明市儿童医院）

张金秋（云南省昆明市儿童医院）

赵书会（云南省昆明市儿童医院）

胡　珂（云南省昆明市第一人民医院）

段昀盈（云南省昆明市儿童医院）

保兰花（云南省昆明市儿童医院）

侯丽琼（云南省昆明市儿童医院）

施晓芬（云南省昆明市儿童医院）

袁　萍（云南省昆明市儿童医院）

贾荣华（云南省昆明市儿童医院）

顾小丽（云南省昆明市儿童医院）

柴红丽（云南省昆明市儿童医院）

高　云（云南省昆明市第一人民医院）

龚　丽（云南省昆明市儿童医院）

常　红（云南省昆明市儿童医院）

梁祝英（云南省昆明市儿童医院）

董瑞花（云南省昆明市儿童医院）

蒋会秀（云南省昆明市儿童医院）

鲁春燕（云南省昆明市儿童医院）

管　娟（云南省昆明市中医医院）

廖　芸（云南省昆明市儿童医院）

廖云姗（云南省昆明市儿童医院）

前　言

　　本书内容涵盖儿内科、儿外科、儿科重症等专业常见导管，类别包含输液类导管、引流类导管、生命支持类导管等。基于国内外最新指南和文献，并结合临床实际情况及工作经验，通过文字、表格、流程图等方法，系统地介绍了临床护理实践中儿科患儿常见的各类导管的操作护理流程、并发症处理流程及导管相关质量控制管理。编写方法科学、严谨，内容全面翔实，专科特色鲜明，具有很强的实用性和可操作性。适于各级各类医疗卫生机构参考使用。希望本书可以帮助儿科医务工作者规范临床实践，提升护理质量及护理安全，从而为儿科患儿提供更为安全、有效、优质的服务。

编　者

2022 年 8 月

目　录

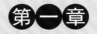

第一章
血管通路置管与护理

第一节　外周静脉输液装置

一、概述

（一）概念

外周静脉输液装置（peripheral venous access device）：外周静脉留置针通过穿刺使导管进入静脉，可用于临床静脉输液、输血等治疗，既可以保护血管、减轻患儿反复穿刺的痛苦，又可随时保持静脉通路的通畅，方便用药及抢救。

（二）目的

补充水分、电解质，维持水和电解质的平衡；补充血容量，改善血液循环；输入药物达到治疗疾病的目的；维持营养，供给热量。

（三）适应证

1. 应用于短期输液（3～7天）患儿。
2. 无自主意识的患儿。
3. 特别是危重患儿，可随时打开静脉通道及早用药，提高抢救成功率。

（四）禁忌证

1. 连续使用发泡剂治疗。
2. 肠外营养。
3. pH＜5或＞9的液体。
4. 渗透压＞600 mosm/L的液体。

二、外周静脉短导管操作流程

（一）执行者

由注册护士执行。

（二）患儿评估

1. 评估患儿年龄、病情、意识状态及营养状况。
2. 评估患儿心理状态及合作程度。
3. 评估患儿皮肤、血管状况及肢体活动度。
4. 询问患儿过敏史。

（三）用物准备

1. 护士自身准备：衣帽整洁、修剪指甲、洗手、戴口罩。
2. 患儿及家属准备：
（1）了解留置针目的、方法、注意事项及配合要点。
（2）穿刺前排尿或更换尿片。
3. 用物准备：安尔碘、棉签、静脉留置针、透明敷贴、注射器、止血带、手套（2双）、生理盐水、剃头器，胶布及其他固定物品、手消毒剂、锐器盒、生活垃圾筒、医用垃圾筒。

（四）操作步骤

【操作前】

评估患儿,准备用物,洗手,戴口罩。

【操作中】

1. 选择穿刺部位:儿童选择手部、前臂以及腋窝以下的上臂部位静脉;婴幼儿考虑头皮静脉;尚未走路患儿也可选择脚部静脉,避免手指静脉。建议小儿不宜首选头皮静脉,头皮静脉一旦发生药物外渗,局部容易出现瘢痕,影响皮肤生长和美观,首选上肢静脉或者下肢静脉和其他静脉。

（1）肢静脉:铺治疗巾于穿刺部位下,根据患儿年龄在穿刺点上方10 cm处扎止血带。

（2）头皮静脉:将枕头置于床沿,枕上铺治疗巾,剔除穿刺部位及周围头发,用温水毛巾清理皮肤,患儿横卧,头枕于枕头上。

2. 安尔碘或0.5%聚维酮碘棉签以穿刺点为中心环形消毒皮肤,范围大于敷贴,待干(图1-1-1和图1-1-2)。

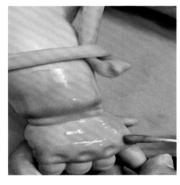 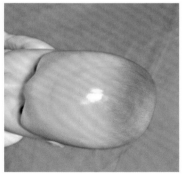

图1-1-1　消毒手部皮肤　　图1-1-2　消毒头部皮肤

3. 检查并打开留置针、肝素帽、透明敷贴。

4. 绷紧患儿皮肤,固定静脉,单手持针,与皮肤呈15°~30°角进针(头部静脉一手固定血管两端皮肤,另一手持针沿静脉走行方向进针)(图1-1-3)。

5. 见套管针尾部回血后降低留置针穿刺角度,再进针少许,撤出针芯约0.5 cm,将针芯和软管一起送入静脉中。

6. 无菌敷贴采用无张力的方法固定留置针(图1-1-4~图1-1-6)。

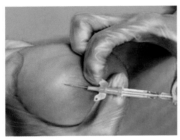 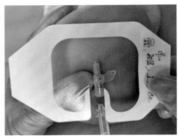

图1-1-3　15°~30°角进针　　　　图1-1-4　无张力持膜

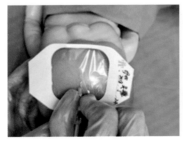 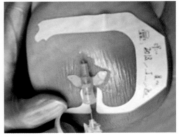

图1-1-5　塑形　　　　　　　　图1-1-6　边撕边框边按压

7. 正确使用"V"型手法,撤出针芯,将针芯置于锐器盒内(图1-1-7)。

8. 妥善连接肝素帽(图1-1-8)。

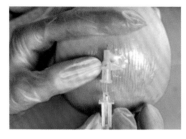

图1-1-7　"V"型手法退针芯

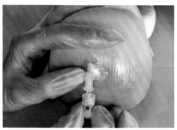

图1-1-8　连接肝素帽

9. 整理敷贴，使用记录留置针日期、时间、责任人的胶布再次固定留置针（图1-1-9）。

10. 3～5 mL生理盐水脉冲式正压封管。

11. 撤去治疗巾，协助患儿采取舒适卧位，整理床单位。

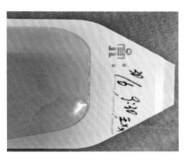

图1-1-9　日期、时间、责任人

尾针进针及退针手法

见图1-1-10和图1-1-11。

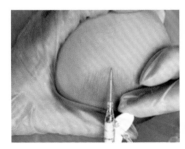

图1-1-10　手持针柄进针

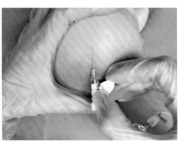

图1-1-11　退针芯

直针固定方法

见图 1-1-12～图 1-1-15。

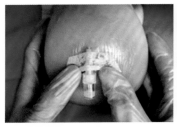

图 1-1-12　基础固定

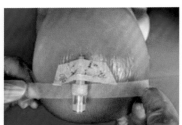

图 1-1-13　胶布加固固定 1

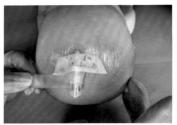

图 1-1-14　胶布加固固定 2

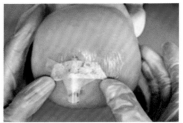

图 1-1-15　胶布加固固定 3

尾针固定方法

见图 1-1-16～图 1-1-20。

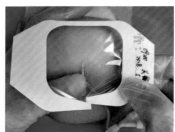

图 1-1-16　无张力持膜

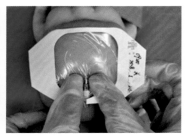

图 1-1-17　塑形

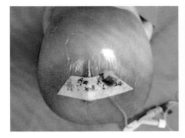

图 1-1-18 记录

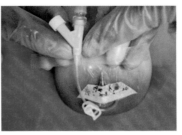

图 1-1-19 胶布加强固定

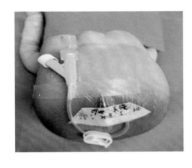

图 1-1-20 固定完成

同法固定手及脚部

见图 1-1-21～图 1-1-23。

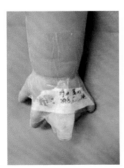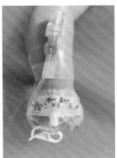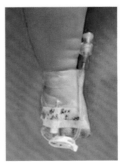

图 1-1-21 手部直针 图 1-1-22 手部弯针 图 1-1-23 脚部弯针
固定 固定 固定

【操作后】

1. 告知患儿及家属注意事项。

2. 洗手,整理用物。

3. 记录。

三、留置导管维护要点

（一）敷料更换

1. 评估：每天对穿刺点进行视诊和触诊,了解有无触痛及感染征象。

2. 透明敷贴随导管3～4天一起更换。

3. 如果敷贴有潮湿、污染、渗血、渗液、完整性受到损坏或被揭开,需随时更换。

4. 更换敷贴时,脱出的导管不应被重新置入静脉。

5. 在敷贴的标签纸上标注：留置针穿刺时间、更换时间、操作者姓名。

（二）正确使用透明敷贴

1. 打开透明敷贴包装,并取出透明敷贴,移除透明敷贴的离型纸。

2. 将透明敷贴边框预切开的一边对准导管延长管方向。

3. 无张力粘贴敷贴,注意穿刺点应正对透明敷贴中央；避免造成机械性张力性皮肤损伤。

4. 用指腹轻轻按压整片透明敷贴,使皮肤与敷贴充分接触,避免水汽聚集。

5. 从预切开处移除边框,一边移除边框一边按压透明敷贴。

（三）冲管与封管

1. 脉冲式冲管：采用"推一下停一下"的方式，使冲管液在导管内形成小漩涡，有利于把导管的残留药液冲洗干净。冲管液的量至少等于导管及其附加导管容量的两倍。

2. 正压封管：边推边拔针，拔针后将小夹子夹上。

四、并发症识别及处理

（一）静脉穿刺失败

【临床表现】

针头未穿入静脉、无回血；针头斜面一半在血管内、一半在血管外，有回血，局部疼痛肿胀或送管不畅；针头穿破血管且针头在血管外、无回血，局部疼痛肿胀。

【预防及处理措施】

1. 做好解释，取得配合。

2. 评估静脉，选择暴露好、弹性好、粗直且避开静脉瓣的静脉作为穿刺部位。

3. 选择适合的留置针型号；注意保暖，环境温度适宜，避免因冷而使血管收缩。

4. 提高穿刺技术。

5. 评估穿刺失败为针头未进入静脉，无回血时，可调整进针角度和方向，禁止再次回送针芯。穿刺入血管，见回血后，无肿胀，则穿刺成功。

6. 评估穿刺失败立即拔针，局部按压止血。向患儿及家属做好解释工作，消除恐惧等不良心理，以取得配合；同时护士也进行心理调整，以保持良好的工作状态。更换留置针，选择合适血管重新穿刺。

（二）静脉炎

【临床表现】

沿静脉走向出现条索状红线,局部组织发红、肿胀、灼热、疼痛、全身畏寒、发热。

静脉炎分度:

0度:没有症状。

1度:穿刺部位发红,伴有或不伴有疼痛。

2度:穿刺部位疼痛,伴有发红和(或)水肿。

3度:穿刺部位疼痛,伴有发红,条索状物形成,可触摸到条索状的静脉。

4度:穿刺部位疼痛,伴有发红,条索状物形成,可触摸到条索状的静脉,其长度＞2.5 cm,脓液流出。

【预防及处理措施】

1. 选择合适的血管和留置针,避免采用同一血管反复穿刺。

2. 掌握药物的性能,尽可能减少药物对血管的不良刺激。

3. 掌握留置技术,严格遵循无菌技术原则,避免感染。

4. 较长期输液患儿应有计划地更换穿刺部位,保护好血管。

5. 一旦发生静脉炎,立即拔除留置针,将患肢抬高、制动。

6. 根据情况行局部湿热毛巾或药物热敷。

7. 合并全身感染,遵医嘱应用对症治疗。

（三）导管堵塞

【临床表现】

静脉滴注不畅或不滴,推药阻力大。

【预防及处理措施】

1. 根据患儿的具体情况,选择合适的封管液及用量。

2. 正确掌握正压封管并注意推注封管液的速度。

3. 注意保护有留置针的肢体,避免封管后患儿过度活动,肢体下垂或局部肢体受压,引起血液反流导致导管堵塞。

4. 一旦发现导管堵塞,立即拔出导管重新穿刺。

（四）导管脱出

【临床表现】

套管针脱出血管外。

【处理措施】

1. 在患儿意识未清醒、躁动时,使用约束带固定好患儿的肢体,或遵医嘱给予镇静剂。

2. 及时更换敷贴。

3. 进行各项护理操作时,动作轻柔避免粗暴;更换衣服时,特别注意保护静脉输液管。

4. 导管脱出后,按压穿刺部位,另选血管重新穿刺。

（五）穿刺部位皮肤损伤

【临床表现】

敷贴周围发红、起小水疱;部分患儿皮肤外观无异常改变,但在拔管揭去敷贴时可见表皮撕脱。

【处理措施】

1. 输液结束揭去敷贴时,动作缓慢、轻柔。一只手揭敷贴,一只手按住与敷贴粘贴的皮肤慢慢分离,防止表皮撕脱。如揭除困难,用生理盐水浸湿后再揭。

2. 水疱＜5 mm时,保留水泡,用生理盐水将皮肤清洗干净,无菌干纱布擦干后覆盖水胶体敷贴,每3～4天更换敷贴1次。

3. 水疱＞5 mm时,安尔碘消毒皮肤后用无菌针头抽出水疱内液体,用无菌干纱布擦干后覆盖水胶体敷贴,每3～4天更换敷贴1次。

4. 表皮撕脱时,用生理盐水清洗创面,并以水胶体敷贴覆盖并封闭创面,或用重组人表皮生长因子凝胶涂抹创面后覆盖无菌纱布,每3～4天更换敷贴1次。

五、注意事项

1. 使用静脉留置针时,必须严格执行无菌技术操作规程。

2. 密切观察患儿生命体征的变化及局部情况。每天输液前后,均应检查穿刺部位及静脉走行方向有无红肿,如有异常情况应及时拔除导管并作相应处理。对仍需输液者应更换肢体另行穿刺。

3. 对使用静脉留置针的肢体应妥善固定,尽量减少肢体的活动,避免沾水。如需要洗脸或洗澡时应用塑料纸将局部包裹好。能下地活动的患儿,静脉留置针避免保留于下肢,以免由于重力作用造成回血,堵塞管路。

4. 每次输液前先抽回血,再用无菌的生理盐水冲洗导管。如无回血,冲洗有阻力时堵管,此时应拔出静脉留置针。切记不能用注射器使劲推注,以免将凝固的血栓推进血管造成栓塞。

六、拔管操作流程

【操作前】

1. 通过姓名和出生日期确认患儿身份。

2. 评估

(1) 治疗程序已完成。

（2）输注对血管有刺激性药物（如注射造影剂）后。

（3）术中使用麻醉药物后。

（4）出现静脉炎等并发症时。

（5）药液外渗时。

（6）导管堵塞时、置管时间超过有效期时，应立即拔管，必要时更换部位重新置管。

3. 用物准备：无菌棉球、手套、安尔碘。

【操作中】

1. 注意固定好穿刺部位。

2. 一只手固定套管针，另一只手由外周至中央水平揭除敷贴。

3. 拔除后应注意导管的完整性。

4. 针头拔出血管壁后迅速沿血管纵行按压，直至止血。

【操作后】

1. 检查导管及穿刺部位皮肤。

2. 整理用物。

3. 记录拔除时间。

4. 一旦发生并发症，应立即拔针。

第二节　动脉导管穿刺

一、概述

（一）概念

动脉导管穿刺（arterial catheter puncture）：动脉穿刺置管术是一项危重患儿护理中的有创操作，通过桡动脉、足背动脉、股动脉、颞动脉（小儿）等部位，进行穿刺并留置导管。

（二）目的

动脉穿刺置管术可进行动脉血压监测、反复动脉血气、其他生化检查指标采集、动脉造影或治疗等，可更快反映患儿病情，为临床抢救危重患儿提供依据，节约抢救时间，减少患儿痛苦。

（三）适应证

1. 复杂、重大手术及病情危重，需持续监测血压变化的患儿。

2. 术中、术后需进行血液稀释、药物调控血压和低温麻醉患儿。

3. 需反复抽取动脉血气分析等监测的患儿。

4. 行选择性动脉造影或治疗患儿，如注射抗肿瘤药物和区域内化疗等。

（四）禁忌证

1. 侧支循环不良的患儿。

2. 穿刺部位或附近存在感染、外伤的患儿。

3. 凝血功能障碍，机体高凝状态的患儿。

4. 有出血倾向或高凝治疗期间的患儿。

5. 有血管疾病的患儿，如脉管炎等。

6. 手术操作涉及同一范围部位的患儿。

二、动脉导管置管操作流程

（一）执行者

由注册护士执行。

（二）患儿评估

1. 患儿身份识别：核对患儿姓名、年龄、住院号等信息。

2. 患儿身体评估：评估患儿意识、病情、活动能力和配合程度；评估患儿穿刺部位有无皮肤破损、皮疹、瘢痕等异常情况；评估患儿体温、血压、凝血功能等。

3. 置管部位选择：通常桡动脉为儿童首选动脉穿刺部位，在特殊情况下可以选择肱动脉、头皮动脉、足背动脉、股动脉，头皮动脉推荐选择颞浅动脉。选择桡动脉穿刺前，须先进行艾伦实验。

4. 告知操作流程及目的：向患儿及家属耐心解释操作程序，缓解其紧张情绪，对不配合的患儿，操作过程中可进行保护性约束，以保证穿刺的成功率。

（三）用物准备

1. 皮肤消毒剂：首先使用含量大于0.5%氯己定乙醇溶液，如果对氯己定乙醇有禁忌者，可使用碘酊、碘伏或75%酒精。早产儿及2个月以下的婴儿应谨慎使用氯己定乙醇。

2. 一次性使用留置针：成人选用18～20G，小儿选用22G，婴儿选用24G。

3. 无菌肝素冲洗液（2.5～5 U/mL肝素）。

4. 无菌纱布、无菌棉签、胶布、无菌透明敷贴、一次性无菌手套、一次性治疗巾、5 mL注射器、10 mL注射器、延长管、三通开关等。

5. 小软枕、导管标识、手消毒剂、锐器盒等。

（四）操作流程

【操作前】

以经皮桡动脉穿刺置管为例,先检查患儿尺动脉侧支循环情况,尺动脉供血良好者可行桡动脉置管。

艾伦实验:适用于清醒且配合的患儿。嘱患儿握拳,同时按压患儿尺动脉及桡动脉,阻断手部血供。数秒钟后,嘱患儿伸开手指,此时手掌因缺血变苍白,抬起压迫尺动脉的手指,观察手掌颜色恢复的时间。若手掌颜色在5～15 s内恢复,提示尺动脉供血良好,该侧桡动脉可用于穿刺;若手掌颜色不能在5～15 s内恢复,提示该侧支循环不良,该侧动脉不宜穿刺。

改良艾伦实验:适用于不能配合的儿童或昏迷患儿。避开电磁干扰,患儿休息30 min后取仰卧位,给予心电监护,待经皮血氧饱和度数值显示大于95%且波形为规则曲线时,记录下该血氧饱和度值。检查者双手同时按压患儿尺动脉及桡动脉,直至血氧饱和度波形为直线或不规则曲线,数值为0或测不出,此时患儿手掌变白,松开对尺动脉的压迫,同时开始计时,当血氧饱和度数值大于95%且波形规则时,记录尺动脉波恢复时间。尺动脉波恢复时间为10～15 s,同时血氧饱和度数值大于95%,即判断为尺动脉通畅;尺动脉恢复时间大于15 s且血氧饱和度数值小于95%或测不出,则判断为不通畅。

【操作中】

1. 患儿取平卧位或半卧位,上肢外展,掌心向上并固定,腕部垫一小枕,帮助腕部保持过伸,以便更好定位。

2. 确定穿刺点位置,摸清桡动脉搏动。

（1）儿童穿刺点位置:桡骨茎突水平内侧,桡动脉搏动最强处。

（2）新生儿穿刺位置：从桡骨茎突向前臂内侧中线作一水平线，再以此水平线的中点做成一"十"字，于十字的交叉点往掌根部约0.5 cm，于第一腕横纹或第一至第二腕横纹之间，即为进针点。

3. 消毒：铺一次性治疗巾，消毒皮肤，以穿刺点为中心进行消毒，至少消毒两遍，消毒直径大于8 cm，自然待干后可进行穿刺，操作者戴无菌手套。

4. 穿刺

（1）直接穿刺法：将留置针与皮肤呈30°～45°角（图1-2-1），与桡动脉走行相平行进针，当针头穿过桡动脉壁时有突破感，并有血液呈搏动状涌出，证明穿刺成功。此时将留置针降低至与皮肤呈10°～15°角，再

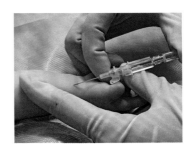

图1-2-1　穿刺

将其向前一垂直平分线，即推进2～3 mm，用手固定针芯，将留置软管送入桡动脉内。

（2）穿透法：按上述方法进针见回血时再向前推进1～2 mm（撤出针芯无回血即可），然后撤出小部分针芯，将软管缓慢后退，当出现血液涌出时停止退针，并立即将软管向前推进，送入时无阻力感且有血液涌出，说明穿刺成功。

（3）亦可借助B超引导下进行动脉穿刺置管。

5. 固定：使用透明敷贴以穿刺点为中心对留置进行无张力固定，按压穿刺点上方1 cm左右的位置阻断血流，迅速拔出全部针芯（图1-2-2），连接肝素帽或已预充好的延长管（图1-2-3），注意导管内不能有空气，使用胶布固定导管及延长管。

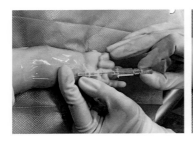

图1-2-2 迅速拔出针芯

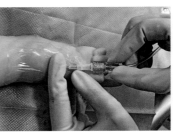

图1-2-3 连接延长管

6. 使用生理盐水冲洗导管内的血液（对于新生儿和儿童在外周动脉导管留置期间，使用5 U/mL的肝素冲洗液，以1 mL/h的速度持续输注，避免堵管）。

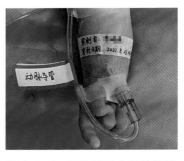

图1-2-4 固定并贴上导管标识

7. 贴上导管标识，注明穿刺日期、时间及穿刺者（图1-2-4）。

8. 整理用物，洗手。

【操作后】

1. 记录动脉导管穿刺部位，穿刺时间。

2. 及时巡视患儿，密切观察导管及局部皮肤的变化，如发现导管有移位、局部皮肤有发红、肿胀等情况，及时拔出导管。

三、留置导管维护要点

（一）患儿评估

每小时评估患儿穿刺点皮肤有无发红、肿胀、渗血及渗液；导管有无移动；敷贴有无松脱、潮湿、污染等；穿刺侧肢体远端血液循环情况；导管的通畅情况等。

（二）用物准备

皮肤消毒剂、无菌肝素冲洗液（2.5～5 U/mL 肝素）、无菌纱布、无菌棉签、胶布、无菌透明敷贴、一次性无菌手套、5 mL 注射器、手消毒剂。

（三）操作步骤

1. 以 0°或 180°与穿刺口反方向撕去敷贴，一手固定导管，注意勿将导管拔出体外（图 1-2-5）。

2. 手部消毒，戴无菌手套。

3. 消毒：由内向外消毒皮肤及导管表面，消毒范围大于敷贴范围，待干。

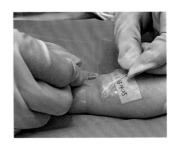

图 1-2-5　撕去敷贴

4. 固定：左手固定穿刺针，右手持透明敷贴，覆盖穿刺部位，以穿刺点为中央，从中央开始塑性固定，用胶布对外露固定导管及延长管进行抬高固定。

5. 检查导管通畅情况：连接已预充肝素冲洗液的注射器，先抽吸，见有回血后进行冲管。

6. 注明维护日期及时间。

四、并发症识别及处理

（一）动脉血栓

【临床表现】

置管部位疼痛、麻木、动脉搏动减弱或消失。

【处理措施】

1. 选择合适的留置套管针,避免过粗。

2. 将动脉测压管的各个接头连接处旋紧,防止松脱、回血,形成血栓。

3. 持续肝素生理盐水或生理盐水冲洗导管。

4. 若回抽不通畅,切忌暴力冲管,以免血凝块冲入动脉内造成动脉栓塞,应采取立即拔管。

5. 当管路有血凝块时,立即用注射器抽出凝块,再缓慢推注肝素盐水冲洗导管。

6. 如明确有血栓形成,可行系统性溶栓或导管介入溶栓治疗。

（二）局部渗血、血肿

【临床表现】

局部出血、形成血肿,表现为局部肿胀。

【处理措施】

1. 穿刺前评估患儿的凝血功能状态,选择合适型号的留置针。

2. 提高穿刺技术,穿刺套管针固定妥当,交代患儿减少腕部的活动。

3. 加强观察穿刺处有无渗血、肿胀。如有渗血,立即揭开贴膜,消毒穿刺点,无菌棉球加压后用无菌透明贴膜覆盖于棉球上,继续观察有无渗血;如无渗血,24 h后更换贴膜;如仍有渗血且较严重应报告医生,考虑拔管,拔管后按压15 min。

4. 如凝血功能有障碍者,应适当延长按压时间。

5. 当发生血肿时,立即拔管,延长按压时间。

（三）局部感染

【临床表现】

1. 患儿穿刺部位有红、肿、热、痛,沿血管方向有条索状红线。

2. 患儿全身表现出现高热、寒战。

【处理措施】

1. 置管过程中严格无菌操作,留置过程中严密观察导管有无异常,发现异常立即拔出。如还需监测,须另外选择血管进行穿刺。

2. 穿刺前应谨慎选择血管,避开皮肤感染部位。穿刺后保持穿刺部位清洁干燥,防止污染,如有渗血、渗液,应立即更换贴膜。

3. 加强观察,及时更换敷贴,尽早拔管是预防感染的关键。

4. 若患儿出现感染迹象或不明原因发热,首先怀疑导管感染,应立即拔除导管,做导管细菌培养或血做培养以协助诊断,并合理应用抗菌药物。

（四）神经损伤

【临床表现】

患儿出现穿刺侧肢体皮肤苍白、感觉异常、运动障碍等。

【处理措施】

1. 血管条件差的患儿可采用可视化辅助穿刺设备,减少反复穿刺,提高穿刺成功率。

2. 及时观察记录患儿置管侧上肢感觉,运动情况。

3. 如出现感觉、运动异常,请专科医生会诊做相应处理,必要时行手术。

（五）远端肢体缺血

【临床表现】

1. 置管侧肢体苍白缺血。

2. 尺动脉穿刺致远端肢体缺血时，监护仪上血氧饱和度的波形呈直线。

【处理措施】

1. 穿刺前判断尺动脉掌浅弓血流是否足够，只有侧支循环良好者才能进行穿刺。

2. 密切观察监护仪上血氧饱和度的变化。

3. 固定置管肢体时，切勿行环形包扎或包扎过紧。

4. 发现有缺血征象如肤色苍白、发凉及有疼痛感等异常变化，应及时拔管，并告知医生，进行处理。

（六）动脉空气栓塞

【临床表现】

患儿出现呼吸困难、严重发绀。

【处理措施】

1. 确保导管、连接管、三通管无气泡。

2. 保持管路连接紧密，无脱落。

3. 导管一旦脱出立即用无菌纱布按压 15 min。

4. 一旦发生空气栓塞，立即通知医生给予急救，患儿取左侧卧位和头低足高位，予以吸氧。

五、注意事项

1. 导管留置时间一般为 3～5 天。

2. 保持穿刺肢体功能位，避免过伸或过曲。

3. 保持动脉导管通畅，妥善固定好留置针、延长管，防止导管受压,正确使用三通管,防止脱管或管道连接处松脱。

4. 每次抽吸动脉血或推注造影剂后,均应立即用肝素冲洗液进行快速冲洗管道,以防凝血。

5. 在抽血或冲洗导管时,严防气泡进入管内造成空气栓塞。一旦发现气泡,须立即用注射器将其抽出,同时制动穿刺肢体。

6. 管道内如有血块柱塞时,应及时予以抽出,切勿将血块推入,以防发生动脉栓塞。

7. 注意观察穿刺点皮肤情况,如出现穿刺点部位发红、肢体麻木、肤色苍白等情况,应尽快拔出,如出现渗液渗血,或敷贴有松脱,须及时对敷贴进行更换。

六、拔管操作流程

1. 以0°或180°与穿刺口反方向撕去敷贴。

2. 消毒:由内向外消毒皮肤。

3. 按压:用无菌纱布按压5 min以上直至止血。

4. 加压包扎:绷带包扎,注意包扎的松紧度,观察包扎肢体远端血液循环情况(图1-2-6和图1-2-7)。

5. 解除包扎:包扎止血24 h后。

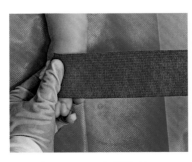 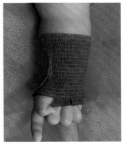

图1-2-6　加压包扎1　　　图1-2-7　加压包扎2

第三节　经外周静脉置入中心静脉导管

一、概述

（一）概念

经外周静脉置入中心静脉导管（peripherally inserted central catheter, PICC）：经上肢贵要静脉、肘正中静脉、头静脉、肱静脉、颈外静脉（新生儿还可通过下肢大隐静脉、头部颞静脉、耳后静脉等）穿刺置管，尖端位上腔静脉或下腔静脉的导管。

（二）目的及适应证

1. 需要长期静脉输液的患儿，治疗时间超过7天的静脉输液。

2. 输注刺激性药物，如化疗、胃肠外营养、高渗低渗药物等。

3. 外周静脉通路留置困难的患儿。

4. 危重症患儿。

（三）禁忌证

1. 置管途径有放疗史、血栓形成史、外伤史、血管外科手术史。

2. 上腔静脉压迫综合征。

3. 有出血倾向。

4. 白细胞＞50×10^9/L、血小板＜20×10^9/L。

二、经外周静脉置入中心静脉导管置管流程（超声引导下）

（一）执行者

由具有 PICC 置管资质证书的注册护士执行操作。

（二）患儿评估

1. 评估患儿的年龄、身高、体重、过敏史，病情轻重程度及配合程度、静脉治疗方案、药物性质等，选择合适的输注途径和静脉治疗工具。

2. 根据患儿的血管选择合适的 PICC 导管，穿刺部位皮肤情况和静脉条件在满足治疗需要的情况下，尽量选择较细、较短的导管。建议选择导管–静脉比例≤45% 的静脉。

3. 患儿手臂、肩部及胸部有无外伤史。

4. 患儿有无胸腔占位性病变。

5. 患儿血液检查，血常规、凝血功能、白蛋白数值是否正常。

6. 患儿及家属对 PICC 导管的接受程度。

（三）用物准备

1. 环境准备

置管间内保持适宜的环境温度 26～28℃，置管车用含季铵盐消毒液的表面消毒巾擦拭干净，置管前 30 min，根据置管间的平方面积，配置相应的紫外线消毒灯进行照射消毒。

2. 患儿准备

（1）核对患儿信息，并向家属解释操作目的以取得合作，使家属了解穿刺过程、注意事项及配合要点，做好健康教育。

（2）签署置管同意书，告知家属置管风险、并发症等。

（3）置管前2 h，用血管B超查看患儿置管侧手臂血管，并做标记。在穿刺皮肤表面涂上一层约一枚1元硬币厚度的复方利多卡因乳膏，上盖8 cm×10 cm透明敷贴，量要涂足，$1.5 \sim 2$ g/10 cm²，给予镇痛。

3. 用物准备

见表1-3-1。

表1-3-1　用物准备

物 品 名 称	数量	物 品 名 称	数量
PICC置管包	1	10 mL/20 mL注射器	2
PICC导管3F/4F	1	酒精和碘伏（2%葡萄糖酸氯己定）	2
MST套件	1	手消毒剂	1
导针器套件	1	血管B超声机	1
生理盐水100 mL	1	记号笔	1

（四）置管流程

1. 患儿取平卧位，置管侧上臂外展呈90°。血管超声选择穿刺部位，上臂首选贵要静脉，其次肘正中静脉、头静脉；下肢一般选择股静脉或大隐静脉（常用于新生儿、早产儿、极低体重儿），并做标记选择适宜的导管。

2. 测量导管置入长度及臂围（或大腿围）

（1）上肢测量方法：从穿刺点沿静脉走向至左、右胸锁关节2～3 cm；测双侧上臂围：肘窝与肩关节连线的1/2处

（图1-3-1）。

（2）下肢测量方法：从穿刺点量至脐，再由脐量至剑突；测双侧大腿围：腘窝与髋关节连线的1/2处。

3. 手部消毒（严格遵循手卫生操作规程）。

4. 置管前准备（严格遵循无菌技术规程）。

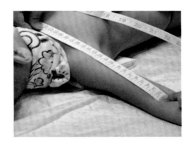

图1-3-1　测量

（1）打开PICC置管包，戴无菌手套。在置管侧手臂下垫一次性防水垫。

（2）螺旋式擦拭消毒皮肤，置管侧以穿刺点为中心消毒整个上臂至肩峰，先用75%酒精棉球顺时针及逆时针消毒3遍（图1-3-2），然后用2%葡萄糖酸氯己定（2个月以下患儿慎用氯己定）或0.5%碘伏棉球顺时针及逆时针消毒3遍，待干。

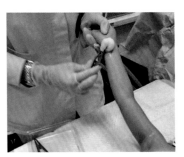

图1-3-2　酒精消毒

（3）脱手套、手部消毒。

（4）穿无菌手术衣，戴无菌无粉手套。

（5）取无菌治疗巾垫于术肢下，并用无菌治疗巾将患儿手掌部分包裹并固定。

（6）铺无菌大单及孔巾覆盖术肢，暴露穿刺点。将无菌止血带放于穿刺点上方。

5. 无菌台内放置PICC导管、MST套件（穿刺针、导丝、血管扩张鞘、扩皮刀、16G直型静脉留置针）、2支20 mL注射器。检查导管完整性,用20 mL生理盐水冲洗导管润滑亲水性导丝。预冲血管扩张器。若使用末端开口PICC导管,需修剪导管:剥开导管保护套至预计的部位,撤出支撑导丝至比预期长度短0.5～1 cm处,将PICC导管插入相应型号的切割孔中,在预计长度的刻度处进行切割(切割导管时切勿切割到支撑导丝,避免导丝损伤导管),把准备好的用物按使用顺序摆放好。

6. 穿刺:无菌方式包裹血管超声探头,再次查看置管静脉,选择合适的导针架,系止血带,超声引导下沿血管中心穿刺,见回血后,将导丝沿穿刺部位送入血管,外留10～15 cm左右(送入导丝时,动作轻柔,确保导丝无卷曲,导丝不得反方向送入),松止血带,分离导针架,将穿刺针缓慢回撤,只留下导丝在血管中,沿导丝方向扩皮,避免损伤导丝和血管,如遇到送管困难,不可强行送管,应轻柔抽去导丝,以免破坏导管及导丝的完整性,将血管导入鞘沿导丝边旋转边用力,持续向前推进送入血管,并在下方垫无菌纱布,按压穿刺点及导入鞘前方,将导丝及扩张器一同撤出(检查导丝完整性)(图1-3-3～图1-3-6)。

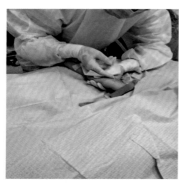 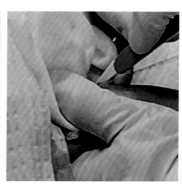

图1-3-3　穿刺　　　　　图1-3-4　扩皮

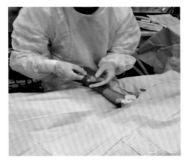

图1-3-5　放置血管鞘

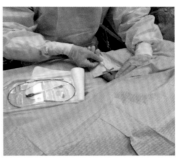

图1-3-6　退导丝

7. 送管：固定好导入鞘，拿住PICC导管外套将导管送至插管鞘末端，导管送入静脉至少10～15 cm之后，拔出插管鞘，缓慢匀速送入导管，同时嘱患儿向穿刺侧转头并将下颌贴近肩部，以防导管误入颈部静脉，预送至测量长度

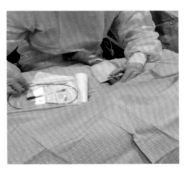

图1-3-7　送导管

（末端开口送至0刻度），用血管超声查看颈部静脉，避免导管发生异位（图1-3-7）。

8. 撤出支撑导丝：将导管与导丝的金属柄分离，一只手固定导管，一只手平行缓慢撤出导丝。用无菌剪，修剪导管至所需长度，并连接减压套筒及连接器（图1-3-8和图1-3-9）。

9. 抽回血和冲封管：抽回血确认穿刺成功（在透明延长管处见到回血即可）。生理盐水20 mL脉冲式冲管，末端开口PICC导管需用10 U肝素盐水2～3 mL正压封管，先夹闭封管夹，再分离注射器或边推边拔针。

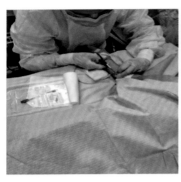

图1-3-8　修剪导管

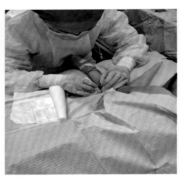

图1-3-9　连接减压套筒

10. 导管固定：移去孔巾，清洁穿刺点皮肤（切忌不能使用75%酒精），将体外导管以C形放置，避免折叠导管。穿刺点放置2 cm×2 cm的小纱布，无张力粘贴无菌敷贴（覆盖导管及固定器），无菌胶带蝶形交叉固定导管及透明敷贴，再以胶带横向固定贴膜下缘，助手在导管标示贴上标注PICC穿刺日期、穿刺患儿姓名、置入深度、外露深度，贴于贴膜下缘。协助患儿取舒适卧位，整理床单位（图1-3-10）。

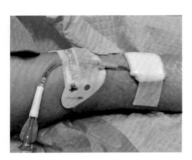

图1-3-10　固定导管

11. 整理用物、脱手套、脱手术衣、手部消毒，向患儿家属交代置管后注意事项，推车回治疗室，整理用物，垃圾分类处理，洗手。

12. 书写护理记录及置管维护记录、有创操作核查表，保留导管条形码粘贴于知情同意书上。

13. 拍X线片，确认导管尖端位置并记录。

三、经外周静脉置入中心静脉导管敷贴更换

（一）执行者

由注册护士执行操作。

（二）患儿评估

1. 观察穿刺点有无发红、肿胀、渗血及渗液；导管有无移动；贴膜有无潮湿、脱落、污染（如发现污染、患儿出汗多及敷贴卷边时，应及时更换透明敷贴）、是否到期。

2. 查看患儿PICC维护记录本。

（三）用物准备

见表1-3-2和图1-3-11。

表1-3-2　用物准备

物 品 名 称	数量	物 品 名 称	数量
中心静脉换药包	1	10 mL注射器	2
生理盐水10 mL	3	碘伏（备用）	1
正压肝素帽/普通肝素帽	1	7#头皮针	1
手消毒剂	1	记号笔	1
标识标签	1	10 U/mL稀释肝素（备用）	1
卷尺	1		

注：中心静脉换药包（酒精棉棒3支、2%葡萄糖酸氯己定棉棒3支、酒精棉片2片、小方纱1片、透明敷贴、免缝胶带3条、外科医用手套1副）（图1-3-12）。

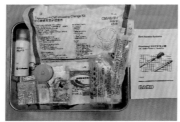

图1-3-11　用品

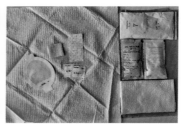

图1-3-12　中心静脉换药包

（四）操作步骤

1. 洗手、戴口罩，查对医嘱。

2. 检查无菌物品效期。

3. 携用物至换药间，进行查对，向患儿及家属解释操作目的，以取得合作。

4. 打开换药包，在穿刺肢体下铺垫巾。

5. 用皮尺测量肘窝至肩关节连线的1/2处臂围（图1-3-13和图1-3-14）。

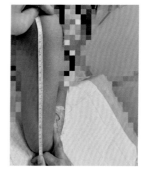

图1-3-13　测量上臂长

6. 清洁患儿更换透明敷贴处外缘皮肤上胶布印记（图1-3-15）。

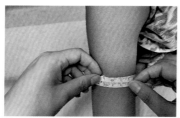

图1-3-14　测量臂围

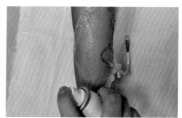

图1-3-15　去除胶布痕迹

7. 手部消毒。

8. 打开注射器,按照无菌操作方法抽取生理盐水,连接新的肝素帽,预冲肝素帽待用。

9. 卸下旧肝素帽,用酒精棉片消毒导管切面及接头外壁用力多方位擦拭(时间＞15 s),10 mL注射器抽取生理盐水10 mL连接新肝素帽,预冲肝素帽接头备用,连接新肝素帽生理盐水,脉冲式冲管,正压封管(图1-3-16～图1-3-18)。

10. 更换透明敷贴

(1)去除透明敷贴,用拇指轻压穿刺点,沿四周零度平拉透明敷贴,自下而上去除原有透明敷贴,再次评估穿刺点及导管外露,酒精消毒减压套筒(图1-3-19)。

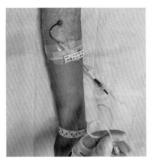 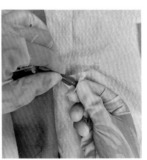

图1-3-16　消毒连接器　　　图1-3-17　抽回血

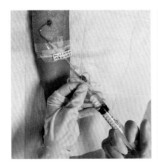 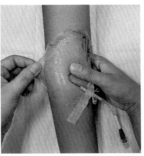

图1-3-18　冲洗导管　　　图1-3-19　去除透明敷贴

（2）生理盐水棉签，清洁穿刺点。取酒精棉棒螺旋式由内向外消毒皮肤3遍，避开穿刺点0.5 cm，取氯己定棉棒以穿刺点为中心（按压穿刺点3 s）由内向外螺旋式摩擦消毒，消毒直径＞15 cm，待干。遵循顺时针及逆时针消毒的方法（图1-3-20～图1-3-22）。

（3）调整导管位置，使固定翼与穿刺点之间导管呈U形或C形放置（图1-3-23）。

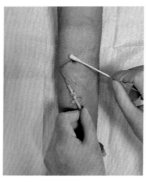

图1-3-20　生理盐水清洁穿刺点

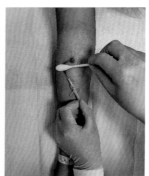

图1-3-21　酒精消毒

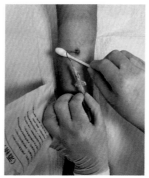

图1-3-22　氯己定消毒

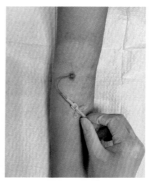

图1-3-23　固定导管

（4）手部消毒，戴无菌无粉手套，用第一条胶带固定减压套筒，无张力放置透明敷贴，沿导管走向塑形，按压透明敷贴四周，使其紧贴皮肤。将第二条胶布蝶形交叉固定，翼与透明敷贴，第三条胶带固定于翼上（图1-3-24）。

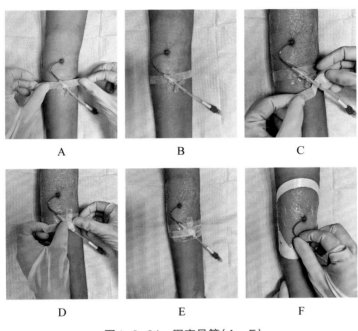

A　　　　　　　B　　　　　　　C

D　　　　　　　E　　　　　　　F

图1-3-24　固定导管（A～F）

（5）脱手套，洗手，在导管标示条上注明操作者及日期、置入深度、外露长度（图1-3-25）。

11. 整理用物，脱无菌手套，洗手。

12. 填写PICC维护记录本以及中心静脉导管维护记录单。

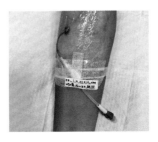

图1-3-25　固定导管标示

四、并发症识别及处理

（一）误入动脉

【临床表现】

1. 进针时，血管较难突破，血液从针尾涌出或喷出，颜色鲜红。

2. X线片显示导管尖端不在上腔静脉。

【预防及处理措施】

1. 穿刺前正确评估患儿，正确辨识血管。

2. 避免穿刺过深和过度探针。

3. 若穿刺到动脉，立即拔除穿刺针，局部按压止血，密切观察有无血肿形成，重新更换穿刺部位。

（二）神经损伤

【临床表现】

穿刺时患儿突然出现触电般的疼痛或麻木感，手臂无力，症状可持续，甚至出现穿刺侧上肢感觉、运动障碍。

【预防及处理措施】

1. 穿刺前使用血管超声查看穿刺血管，掌握神经的解剖位置，识别神经刺激或损伤。

2. 避免在手肘上、下1 cm处进行穿刺，以免损伤神经。

3. 一旦发现神经受损，立即拔除穿刺针或其他可能产生神经刺激或接触的材料。

4. 重新选择合适的穿刺部位，以合适的进针角度和深度进行穿刺。

5. 观察，记录患儿置管侧上肢感觉、运动情况，如出现感觉、运动异常，申请专科医生会诊处理，遵医嘱使用减轻神经水肿和营养神经的药物，如1～3个月未恢复，可酌情手术探查。

（三）导管送入困难

【临床表现】

1. 无法送导管或导管皱起或蛇样弯曲；送导管有阻力；送管不顺畅，经调整仍无法送管至预测长度。

2. 送管过程中患儿有疼痛感。

3. 不能抽到回血，或不能冲洗导管。

4. 导管未推进到所需要的位置时，可能没有临床表现。

【预防及处理措施】

1. 如患儿情绪紧张，暂停操作，与患儿交谈，分散注意力，缓解紧张情绪。

2. 置管前先明确有关信息：胸腔内是否有肿瘤，已有的血管内留置器材；使用器材的既往史，并发症发生的既往史；手臂、肩膀、胸部的手术外伤史。

3. 协助患儿摆好体位，并帮助患儿保持舒适和放松。

4. 正确选择血管和导管型号，在满足治疗需要的前提下，尽量选择型号小的导管。有条件的可先进行穿刺血管的超声检查。

5. 在可能的情况下尽量选择贵要静脉穿刺。

6. 调整穿刺鞘使之进入血管，并固定好使之不脱出血管。

7. 抽到回血确认导管在血管内后，边推生理盐水边送管。

8. 如送管、退管均感觉困难，考虑血管痉挛，可轻轻按摩患儿置管侧手臂，并给予热敷，必要时请示医生，给予地塞米松，缓解血管痉挛。

9. 如抽回血和推注溶液顺畅，考虑静脉瓣阻挡，可在腋窝处扎止血带,待静脉瓣开放后,一边推生理盐水一边送管。

10. 经过调整,仍无法送管,应拔除导管,重新选择穿刺部位,避免反复调整造成血管内膜损伤。

（四）导管异位

【临床表现】

1. 可能没有临床表现。

2. 异位于腋静脉时送导管感到有阻力,导管弯曲打折,无法抽到回血。

3. 异位于锁骨下静脉时导管内可见回血,导管无法送到预测长度。

4. 异位于颈部静脉时送管可有反弹,冲洗导管时耳部可听到流水声,有冰凉的感觉。

5. 导管进入右心房或右心室,可出现心悸、心律失常。

【处理措施】

1. 准确测量所需导管长度。

2. 置管前对患儿详细评估,了解静脉解剖和有无手术史、外伤史。

3. 避免屏气、剧烈咳嗽和打喷嚏,患儿大声哭闹可遵医嘱使用镇静剂。

4. 注意偏头:为防止导管进入颈部静脉,置管前告知并指导患儿做向穿刺侧偏头的动作,对于过度消瘦或不能偏头的患儿,请助手用示指沿锁骨上缘横向向下压迫同侧颈静脉与锁骨上缘交汇处。若仍无法将导管调管至下腔静脉时,可采用重力法或采取介入法将导管调至上腔静脉。

5. 异位于腋静脉:撤出部分导管,指导患儿夹紧腋窝,然后短距离匀速送管,若经调整无效则将整条导管拔出,重找血管穿刺置管。

6. 异位于锁骨下静脉:根据X线片结果拔出适当导管长度,协助患儿取半卧位,助手指导患儿做深呼吸,用生理盐水快速冲管,在患儿呼气末吸气初期胸腔压力最小时送管。若调整无效,则将导管保留于锁骨下静脉,按中长期导管使用时间保留,如有异常,及时拔管。

7. 经X线片确认导管置入过深进入右心房或右心室,撤出部分导管使尖端位置正常。

8. 若仍无法将导管调管至上腔静脉时,可采用重力法或可以借助介入科医师的帮助将导管放置到正确的位置。

(五)心律失常

【临床表现】

1. 患儿突然出现心慌、胸闷、气促。

2. 患儿没有症状,X线检查时发现。

【处理措施】

1. 准确测量长度,避免导管置入过深。及时调节导管尖端位置,确保导管尖端位置在上腔静脉中下1/3处。

2. 注意询问患儿有无心慌、胸闷、气促等不适。

3. 立即联系医生紧急处理。

(六)空气栓塞

【临床表现】

进入右心室的空气量少可能无反应,如空气量大,空气在右心室内阻塞肺动脉入口,使血液不能进入肺内,气体交换发生障碍,患儿感到异常不适、咳嗽、面色苍白、胸骨后疼痛,随后出现呼吸困难和严重发绀,有濒死感,严重者可因严重缺氧而死亡。

【处理措施】

在导管置入前治疗低血容量，指导患儿在置管过程中避免深呼吸和剧烈咳嗽，拔出导丝后反折导管或将卡子卡住，及时套上接头。如果患儿没有其他的禁忌证，如颅内压增高或者呼吸系统疾病等，立即给予患儿左侧头低足高位，同时通知医生，给予高流量氧气吸入，密切观察病情变化，并根据病情进行相应处理。

五、注意事项

（一）护理重点

1. 每次使用PICC导管前后必须用大于10 mL注射器，生理盐水20 mL脉冲方式冲洗导管。冲封管必须使用脉冲方式正压封管，不应用静脉滴注或普通方式冲管。禁止使用小于10 mL注射器冲管、给药，以免造成导管破裂。

2. 使用前均需抽回血，如无法抽到回血，导管发生阻塞，禁止暴力冲管，联系静疗专科护士查看。

3. 抽血、输血后均须用大于10 mL注射器，生理盐水20 mL脉冲方式冲洗导管，输注TPN以及连续输液时严格按照每8 h，生理盐水20 mL脉冲方式冲洗导管，保证导管通畅。

4. 非耐高压的PICC导管，禁止使用高压注射泵给药。

5. 更换敷贴时，严格遵循无菌原则，严禁将滑出体外的导管回送至体内。

6. 任何原因使用无菌纱布替代透明敷贴维护PICC导管，均需48 h更换1次，以免造成感染。

7. 消毒剂的选择：对于早产儿和小于2月龄的幼儿，应谨慎使用氯己定,因为存在皮肤刺激和化学性烧伤的风险。

（二）留置导管期间注意事项

1. 注意穿刺侧的手臂不能够提超过5 kg重的物品,以免发生导管断裂及移位。

2. 治疗间歇期每7天对PICC导管进行冲管、换贴膜、换肝素帽等维护。

3. 保持局部清洁干燥,不要擅自撕下贴膜。贴膜有卷曲、松动、贴膜下有汗液时,及时更换敷贴。

4. 注意观察针眼周围有无发红、疼痛、肿胀,有无渗血、渗液,如有及时联系医生或静疗专科护士。

5. 可以淋浴,但应避免盆浴、泡浴。淋浴前用塑料保鲜膜在肘弯处缠绕2~3圈,上下边缘用胶布贴紧,淋浴后检查贴膜下有无进水,如有进水应及时更换贴膜。

6. 家属应当嘱咐患儿不要玩弄导管的体外部分,以免损伤导管或把导管拉出体外,造成断管。

六、经外周静脉置入中心静脉导管导管拔管操作流程

（一）患儿评估

1. PICC留置时间不宜超过1年或遵照产品说明使用。在没有出现并发症指征时,PICC可一直用作静脉输液治疗至留置有效时间。

2. 导管拔除应遵医嘱。

（二）用物准备

清洁手套、无菌手套、安尔碘、中心静脉换药包、无菌纱布、透明敷贴。

（三）操作流程

1. 核对拔管医嘱。

2. 洗手、戴口罩和手套。

3. 患儿平卧，戴清洁手套，撕下贴膜。打开换药包，戴无菌手套，用安尔碘消毒并湿润穿刺点，轻柔匀速地拔出导管，切勿过快过猛。

4. 用纱布按在穿刺处2～3 min压迫止血。

5. 无出血后，用敷料封闭式固定皮肤创口防止空气栓塞，告知患儿24 h后才能取下。

6. 检查导管的长度、有无损伤或断裂，必要时剪下前端做细菌培养。

7. 做好相关护理记录。

（四）PICC置管后的并发症及处理

1. 静脉炎

静脉炎可分为四大类：机械性静脉炎、化学性静脉炎、细菌性静脉炎、血栓性静脉炎。PICC置管导致的静脉炎多为机械性静脉炎。目前已经证实的静脉炎量表，可对患儿进行有效、可靠的评估。见表1-3-3。

表1-3-3　静脉炎临床标准

等级	临 床 标 准
0	没有症状
1	穿刺部位发红，伴有或不伴有疼痛
2	穿刺部位疼痛伴有发红和（或）水肿
3	穿刺部位疼痛伴有发红

续　表

等级	临　床　标　准
3	条索状物形成
	可触摸到条索状静脉
4	穿刺部位疼痛伴有发红疼痛
	条索状物形成
	可触摸到条索状静脉,其长度＞2.54 cm(1英寸)
	脓液流出

（1）机械性静脉炎

【临床表现】

常发生在置管后的72 h以内,穿刺点上方沿静脉走行发生红、肿、疼痛,部分患儿可出现局限症状,表现为穿刺点周围红、肿、疼痛及硬结,还伴有置管侧手臂肿胀,患儿不敢活动肢体,触碰可发生疼痛。

【处理措施】

1）选择合适的血管通路导管,有条件的用血管B超进行血管检查,导管与血管比例＜45%。穿刺血管尽量选择贵要静脉,尽量肘上穿刺,避免选择材质过硬的导管。

2）穿刺过程轻柔,避免暴力置管,送管过程匀速、缓慢。

3）置管后24 h,活动置管侧手臂。正常活动手臂,增加血流。

4）静脉炎发生后,可在置管侧穿刺点上方厚涂喜辽妥软膏或如意金黄散,也可采用水胶体敷料。

5）机械性静脉炎经处理后3天不缓解的,可考虑拔除导管。

（2）化学性静脉炎

【临床表现】

在PICC置管过程中，常由于导管尖端位置不在上腔静脉内，输注刺激性药物损伤血管内膜；消毒液没有待干，在导管置入的过程中，一同带入至血管内。通常表现为穿刺点上方沿静脉走行发生红、肿、疼痛，部分患儿可出现局限症状，表现为穿刺点周围红、肿、疼痛及硬结，还伴有置管侧手臂肿胀，患儿不敢活动肢体，触碰可发生疼痛。

【处理措施】

1）确保导管尖端位于上腔静脉中下段1/3处。如导管位置过浅，位于锁骨下静脉，避免输注刺激性药物。

2）置管时，消毒液待干后进行穿刺。

3）静脉炎发生后，可在置管侧穿刺点上方厚涂喜辽妥软膏或如意金黄散，也可采用水胶体敷料。如经处理后3天不缓解的，可考虑拔除导管。

（3）血栓性静脉炎

【临床表现】

1）绝大多数患儿没有明显的临床症状和体征。

2）其临床症状和体征与静脉血流以及置管侧手臂及肢体末梢、肩部、腋下、颈部及锁骨下区域肿胀、疼痛、局部皮肤温度升高、皮肤颜色改变。肢体末端、肩部、颈部或者胸壁上的外周静脉怒张，颈部或肢端运动困难。

3）穿刺点延迟愈合或少量渗血。

【处理措施】

1）评估患儿有血栓史、置管部位有放疗史及手术损伤血管可能，应避免置管；避免在偏瘫肢体置管。

2）选择适宜的血管通道器材，置管时尽量避免损伤血管内膜。有条件的使用血管B超检查血管。

3）置管后指导患儿进行握拳、旋转腕关节、屈肘及肩部运动；长期卧床及偏瘫患儿应给予被动运动，以加速血流。

4）在输液及睡眠时避免压迫置管侧肢体，以防止血流缓慢，适量饮水或补充水分，避免血液浓缩。

5）早期发现血栓征象：肢体肿胀、疼痛、静脉怒张等。急性期抬高患肢超过心脏水平，保持患肢制动；避免按摩，禁止热敷，防止血栓脱落；注意患儿保暖；每日测量患肢、健肢同一水平臂围；观察对比患肢消肿情况，并观察患肢皮肤颜色、温度，感觉桡动脉搏动。

6）发生深静脉血栓，暂不拔除导管，以免栓子脱落。遵医嘱行抗凝或溶栓治疗，并密切监测凝血功能。

7）红肿部位可外涂喜辽妥或如意金黄散。

（4）细菌性静脉炎

【临床表现】

穿刺点上方沿静脉走行发生红、肿、疼痛，部分患儿可出现局限症状，表现为穿刺点周围红、肿、疼痛及硬结，触碰可发生疼痛。通常无全身症状。如不积极处理，会继发导管相关性感染。

【处理措施】

1）导管置管过程中，保障最大化的无菌屏障。

2）有条件的使用2%葡萄糖酸氯己定消毒湿巾清洁置管侧上臂。

3）导管维护推荐使用2%葡萄糖酸氯己定消毒。做好手部卫生。

4）如发生穿刺点处皮肤红肿、无明显来源的发热，需将透明敷贴彻底移除以便检查穿刺点情况，并及时留取表面物做细菌培养实验。

5）穿刺点感染，可采用莫匹罗星软膏进行穿刺点涂擦治疗，需隔天换1次药，直至感染症状消失；或采用银离子敷料进行治疗。

2. 导管相关血流感染

患儿在留置中央静脉导管期间或拔出中央导管48小时内发生的原发性，且与其他部位存在的感染无关的血流感染。导管相关性感染的微生物主要有革兰阴性葡萄球菌、金黄色葡萄球菌、肠球菌、真菌等。

【临床表现】

（1）寒战、发热、低血压、休克；呼吸衰竭；腹部疼痛、恶心呕吐、突发意识不清等。

（2）导管细菌定植：置管部位无感染征象，而导管尖端半定量培养发现细菌≥15 CFU，或定量培养细菌≥1 000 CFU。

（3）局部感染：穿刺处2 cm以内有红肿、压痛或脓性分泌物，无全身症状。

（4）隧道感染：覆盖导管表面组织和置管处＞2 cm的皮肤有红肿、压痛。

（5）导管相关血流感染：导管半定量、定量培养和外周静脉抽取血培养分离出相同的病原体，且患儿有菌血症临床表现。

【处理措施】

（1）对实施和护理导管的医务人员进行教育和培训。

（2）最大限度地做好无菌防护，严格遵守无菌技术操作和手卫生原则。

（3）临床拟诊导管相关性感染时，应考虑临床相关因素后做出是否拔出或更换导管的决定。

（4）根据患儿疾病的严重程度及病原微生物的流行病

学,选用可能覆盖病原微生物的抗生素药物,并根据病原体进行至少7～14天的全身抗生素治疗。感染金黄色葡萄球菌、革兰阴性杆菌或假丝酵母菌(念珠菌)感染后,需立即拔出导管并进行明确的全身抗生素治疗。

(5)根据治疗需求,可使用抗生素封管疗法,完成一个疗程的系统性的抗生素治疗。但在抗生素锁技术治疗3天1个疗程,且连续2个疗程血培养未转阴性的,应当拔除PICC导管。

3. 导管阻塞

导管失去功能超过40%,为导管阻塞,可分为血凝性阻塞、非血凝性阻塞。血凝性阻塞可通过溶栓治疗恢复导管功能;非血凝性阻塞一般是由于药物使用过程中引起的,一般很难再通管,所以严格地掌握导管使用方法,非常重要。

【临床表现】

(1)输注困难,无法冲管,无法抽到回血。

(2)输液泵堵塞报警。

(3)可以看到导管内有沉淀物或血液。

【处理措施】

(1)确保导管尖端位置正确,如发生异位,及时通知静疗专科护士进行处理。

(2)正确掌握脉冲方式冲管,正压封管。若发生不完全阻塞,用5 000 U/mL尿激酶,注入1 mL,保留30 min,回抽3～5 mL回血后弃去,并用生理盐水20 mL脉冲方式冲洗导管;若发生导管完全阻塞,运用导管溶栓负压再通技术通管。

导管溶栓负压再通技术:PICC导管末端连接三通管,另外两端分别连接20 mL注射器以及装有5 000 U/mL尿激酶的 10 mL 注射器。首先关闭尿激酶端，开放空注射器端，进行导管内回抽，之后关闭注射器端，开放尿激酶端使之进入到阻塞的导管内，保留 0.5～1 h 后用 10 mL 空注射器回抽导管 3～5 mL 血液弃去，并用生理盐水 20 mL 脉冲方式冲洗导管。若不能溶通，可反复上述步骤多次，直至溶通为止。若不能溶栓再通，多为非血凝性堵塞，可考虑拔除导管。

（3）严格遵守正确的冲管液、冲管液容量及冲管频率的规定。

（4）注意药物配伍禁忌。

（5）输注脂肪乳剂严格每 8 h，生理盐水 20 mL 脉冲方式冲洗导管。输注血制品后，立即使用生理盐水 20 mL 脉冲方式冲洗导管，保证导管通畅。

4. 导管脱出、位移

【临床表现】

（1）导管功能改变：不能取血、导管堵塞、不能输注液体。

（2）局部疼痛或身体同侧异常肿胀。

（3）导管体外部分变长。

（4）输液时疼痛。

（5）导管末端移动到右心房可导致心前区不适、心悸、胸闷等表现。

（6）导管末端移位到颈静脉耳部可听到流水声，还可能出现耳鸣、头晕、颈部肿胀不适、颈静脉红肿等。

（7）部分患儿还可出现感觉异常，胸部、背部疼痛，以及液体逆流入颅内静脉窦所致的神经系统反应。

（8）部分患儿可能无任何临床症状和体征。

【处理措施】

（1）正确固定导管，贴膜卷边时应及时更换。

（2）注意观察导管外露刻度。导管过深进入至心脏内，应在心脏彩超或X线胸片定位后将导管移至正常位置后才能使用。

（3）尽量减少可能导致胸腔、腹腔内压力增加的因素。

（4）导管脱出到锁骨下静脉时，勿将体外导管向体内推送；按中长期导管使用时间保留，并注意观察局部情况，警惕发生静脉炎或静脉血栓；不可输注刺激性药物。

5. 穿刺点渗液

【临床表现】

（1）穿刺点有无色、无味的透明液体或淡黄色液体渗出。

（2）导管尖端被纤维蛋白鞘包绕时导管推注顺畅，滴注速度减慢，抽回血困难，推注或滴注液体时有药液从穿刺点溢出。

【处理措施】

（1）置管前仔细评估患儿病情、穿刺点局部情况、血浆白蛋白水平。有条件的行血管B超引导下置管，避免误穿到淋巴管。若置管后24 h内发生穿刺点渗液，且为淡黄色液体，多考虑为淋巴管损伤引起，暂停使用PICC导管，更换敷贴后用纱布加压包扎穿刺点，直至渗液停止。需隔1天换1次药，避免感染。

（2）导管尖端由于脱管造成位置过浅，可见输液、推注药物或生理盐水时，发生穿刺点渗液，建议拔除导管。根据病情需要重新留置。

（3）导管体外发生破裂，可见破裂处输液时发生漏液，需重新修剪导管，即可恢复导管功能。

（4）导管体内部分破损致液体渗漏，可有局部疼痛或皮下肿胀，需在DSA下，缓慢推注造影剂，查看导管破损的部位,并缓慢退管,以免发生导管断裂。如破损位置靠近近心端,建议直接拔除导管;如破损位置靠近穿刺点附近,评估导管功能以及治疗需求,决定是否需要拔除。

6. 穿刺点周围皮肤问题

【临床表现】

红斑、丘疹、水肿、水疱、水疱破溃后呈现糜烂、渗液,有痒和烧灼感,重的有痛感、发痒等全身症状。

【处理措施】

(1)选用抗过敏材质的贴膜。

(2)发生皮肤问题,及早判断导致皮肤问题的原因。如因贴膜或消毒液引起,应以及更换,减少过敏的发生。发生过敏可在皮肤上涂擦抗过敏的软膏进行治疗,并同时遵医嘱口服抗过敏药物。

(3)对于高敏体质的患儿,推荐使用皮肤保护剂保护皮肤,选择通透性高的敷贴或水胶体敷料。

7. 导管拔出困难

【临床表现】

在导管拔出的过程中遇到阻力。

【处理措施】

(1)感觉有阻力时应停止拔管,进行热敷,可以建议患儿适当饮用热开水,嘱患儿开合手掌或旋转手臂以改善血液循环,20～30 min后再作尝试拔管。

(2)持续性地拔出阻力应考虑行放射检查,排除感染、血栓形成或导管打结。拔管时应当用力均匀,不可暴力拔管。

(3)拔管前向患儿做好解释,避免紧张,引起血管痉挛。

(4)若以上处理无效,应申请介入科或血管外科医师处理,极个别情况需考虑手术取出。

第四节　中心静脉导管

一、概述

（一）概念

中心静脉导管（central venous catheter, CVC）：经锁骨下静脉、颈内静脉、股静脉置管，尖端位于上腔静脉或下腔静脉的导管。

（二）目的及适应证

1. 需长期（治疗时间＞7天）静脉输液的患儿。
2. 输注刺激性药物，如化疗、胃肠外营养、高渗低渗药物。
3. 外周静脉通路留置困难患儿。
4. 危重症患儿。

（三）禁忌证

1. 置管途径有放疗史、血栓形成史、外伤史、血管外科手术史。
2. 上腔静脉压迫综合征。
3. 有出血倾向。
4. 白细胞＞50×10^9/L、血小板＜20×10^9/L。

二、中心静脉导管敷料更换流程

（一）执行者

由注册护士执行。

（二）患儿评估

观察穿刺点有无发红、肿胀、渗血及渗液；导管有无移动；贴膜有无潮湿、脱落、污染（如发现污染、患儿出汗多及敷贴卷边时，应及时更换透明敷贴）、是否到期。

（三）用物准备

见表1-4-1。

表1-4-1　用物准备

物　品　名　称	数量	物　品　名　称	数量
中心静脉换药包	1	10 mL注射器	2
生理盐水10 mL	3	碘伏（备用）	1
正压肝素帽/普通肝素帽	1	7#头皮针	1
手消毒剂	1	记号笔	1
标识标签	1	10 U/mL稀释肝素（备用）	1

注：中心静脉换药包（酒精棉棒3支、2%葡萄糖酸氯己定棉棒3支、酒精棉片2片、小方纱1片、透明敷贴、免缝胶带3条、外科医用手套1副）（图1-4-1）。

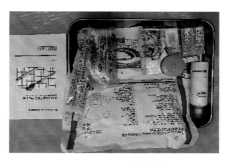

图1-4-1　用物准备

（四）操作步骤

1. 洗手、戴口罩，查对医嘱。检查无菌物品有效期。

2. 携用物至换药间，进行查对，向患儿及家属解释操作目的，以取得合作。

3. 打开换药包，在穿刺肢体或头侧下铺垫巾。

4. 清除患儿更换透明敷贴处外缘皮肤上胶布痕迹（图1-4-2）。

5. 手部消毒。

6. 打开注射器，按照无菌操作方法抽取生理盐水，连接新的肝素帽，预冲肝素帽待用。

7. 卸下旧肝素帽，用酒精棉片消毒导管切面及接头外壁，用力多方位擦拭（时间＞15 s），用10 mL注射器抽取生理盐水10 mL，连接新肝素帽，预冲肝素帽接头备用，连接新肝素帽生理盐水，脉冲式冲管，正压封管（图1-4-3）。

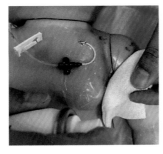
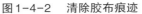
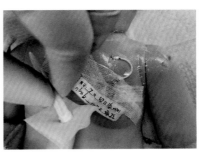

图1-4-2　清除胶布痕迹　　　图1-4-3　消毒连接管

8. 更换透明敷贴。

（1）去除透明敷贴，用拇指轻压穿刺点，沿四周0°平拉透明敷贴，自下而上去除原有透明敷贴，再次评估

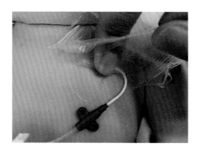

图1-4-4　去除透明敷贴

穿刺点及导管外露，酒精棉片消毒导管连接部分（图1-4-4）。

（2）用生理盐水棉签清洁穿刺点。取酒精棉棒螺旋式由内向外消毒皮肤3遍，避开穿刺点0.5 cm，取氯己定棉棒以穿刺点为中心（按压穿刺点3 s）由内向外螺旋式摩擦消毒，消毒直径＞15 cm，待干。遵循顺时针及逆时针消毒的方法（图1-4-5～图1-4-7）。

（3）调整导管位置，使固定翼与穿刺点之间导管呈U形或C形放置（图1-4-8）。

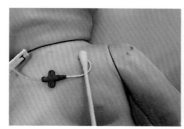

图1-4-5　生理盐水清洁

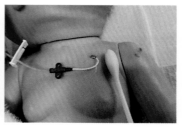

图1-4-6　酒精消毒

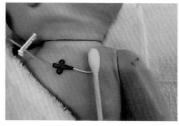

图1-4-7　氯己定消毒

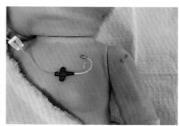

图1-4-8　导管C形固定

（4）手部消毒，戴无菌无粉手套，用第一条胶带固定减压套筒，无张力放置透明敷贴，沿导管走向塑形，按压透明敷贴四周，使其紧贴皮肤。将第二条胶布蝶形交叉固定，翼与透明敷贴，第三条胶带固定于翼上（图1-4-9～图1-4-13）。

（5）脱手套，洗手，在导管标示条上注明操作者、日期、置入深度及外露长度（图1-4-14）。

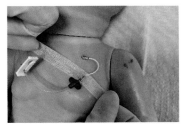

图1-4-9　第一条胶带固定

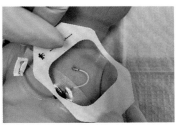

图1-4-10　无张力贴膜

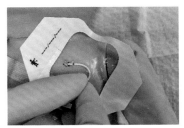

图1-4-11　导管塑形

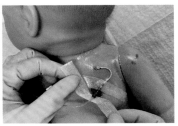

图1-4-12　蝶形胶布固定

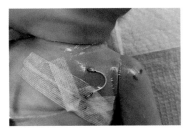

图1-4-13　导管固定

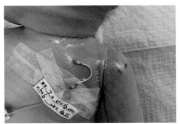

图1-4-14　导管标示

9. 整理用物,脱无菌手套,洗手。

10. 填写中心静脉导管维护记录单。

三、并发症识别及处理

(一)中心静脉导管(CVC)置管时并发症识别及处理

1. 误入动脉

【临床表现】

(1)进针时,血管较难突破,血液从针尾涌出或喷出,颜色鲜红。

(2)X线片显示导管尖端不在上腔静脉。

【处理措施】

(1)穿刺前正确评估患儿,正确辨识血管。

(2)避免穿刺过深和过度探针。

(3)若穿刺到动脉,立即拔除穿刺针,局部按压止血,密切观察有无血肿形成,重新更换穿刺部位。

2. 气胸、血气胸

【临床表现】

(1)伤侧肺部萎陷,萎陷在30%以下的患儿,多无明显症状。

(2)萎陷超过30%的患儿可出现胸闷、气急、干咳;大量积气时可发生呼吸困难。X线检查显示患侧肺萎缩。伴有血胸时,少量出血多无明显症状;中等量以上(500～1 000 mL)可表现为失血性休克及呼吸功能紊乱。

【处理措施】

(1)严格掌握穿刺适应证,穿刺定位要准确。对于较为烦躁的患儿,可评估完成后给予镇静,镇痛下进行穿刺。

(2)避免穿刺过深,损伤到肺部。穿刺完尽快行胸部X

线片检查,并且密切观察患儿的呼吸及胸部情况。

（3）若发生闭合性气胸,气体量小时,无需特别处理;气体量较大时,需请外科医生进行胸腔穿刺。

（4）发生张力性气胸以及血气胸时,需安装胸腔密闭式引流装置。

（5）遵医嘱给予抗生素治疗。

3. 胸腔积液及腹水

【临床表现】

（1）测量中心静脉压时出现负压。

（2）从此通道无法回抽出回血。

（3）若为胸腔积液时,输液量超过一定量时,会发生胸痛、胸闷、气急的表现。

（4）X线检查可见穿刺一侧胸腔有积液。

【处理措施】

（1）每次输液前均需回抽回血,有回血时方可连接输液通路。

（2）避免使用材质过硬的导管进行穿刺。

（3）如胸腔积液过多时,联系外科医生进行胸腔穿刺引流。

（4）遵医嘱给予抗生素治疗,立即通知医生,行心包穿刺。

4. 心律失常

【临床表现】

（1）患儿突然出现心慌、胸闷、气促、频发室性期前收缩。

（2）心电监护显示心律失常。

【处理措施】

（1）熟练掌握置管技术,儿童置管长度,颈内静脉穿刺置管长度为8～10 cm。

（2）置管后尽快行X线检查，如导管位置到达心房，甚至心室时，立即回退导管至上腔静脉内。

5. 心包压塞

【临床表现】

突然出现发绀、颈静脉怒张、恶心、胸骨后或上腹部疼痛、烦躁不安和呼吸困难。

【处理措施】

（1）操作前检查导管，避免使用材质过硬的导管进行穿刺，导管位置不宜过深。

（2）置管后尽快行X线检查。

（3）如导管位置到达心房，甚至心室时，立即回退导管至上腔静脉内。

（4）立即通知医生，行心包穿刺。

6. 空气栓塞

【临床表现】

如进入右心室的空气量少可无反应。如空气量大，空气在右心室内阻塞肺动脉入口，使血液不能进入肺内，气体交换发生障碍，患儿感到异常不适、咳嗽、面色苍白、胸骨后疼痛，随后出现呼吸困难和严重发绀，有濒死感，严重者可因严重缺氧而死亡。

【处理措施】

在导管置入前治疗低血容量，指导患儿在置管过程中避免深呼吸和剧烈咳嗽，拔出导丝后反折导管或将卡子卡住，及时套上接头。如果患儿没有其他的禁忌证，如颅内压增高或者呼吸系统疾病等，立即给予患儿左侧头低足高位，立即通知医生，给予高流量氧气吸入，密切观察病情变化，并根据病情进行相应处理。

（二）中心静脉导管置管后并发症识别及处理

1. 血栓性静脉炎

【临床表现】

（1）绝大多数患儿没有明显的临床症状和体征。

（2）其临床症状和体征与静脉血流以及置管侧肩部、腋下、颈部及锁骨下区域肿胀、疼痛、局部皮肤温度升高，皮肤颜色改变。肢体末端、肩部、颈部或者胸壁上的外周静脉怒张、颈部或肢端运动困难。

（3）穿刺点延迟愈合或少量渗血。

【处理措施】

（1）评估患儿有血栓史、置管部位有放疗史及手术损伤血管可能，应避免置管；避免在偏瘫肢体置管。

（2）选择适宜的血管通道器材，置管时尽量避免损伤血管内膜。有条件的使用血管B超引导穿刺。

（3）在输液及睡眠时避免压迫置管侧肢体，以防止血流缓慢，适量饮水或补充水分，避免血液浓缩。

（4）发生深静脉血栓，暂不拔除导管，以免栓子脱落。遵医嘱行抗凝或溶栓治疗，并密切监测凝血功能。

（5）红肿部位可外涂多磺酸粘多糖乳膏或如意金黄散。

2. 穿刺点渗血

【临床表现】

穿刺点出现渗血。

【处理措施】

（1）置管前了解患儿血常规、出凝血时间、肝功能等常规检查结果，全面评估患儿，排除置管禁忌证。

（2）置管前仔细评估血管，选择合适的穿刺针和导管。

（3）置管后24 h内密切观察穿刺点有无渗血。

（4）严格按规范换药，不强行去除穿刺点血痂，让其自然脱落。

（5）压迫止血：采用纱布及敷料压迫止血法。

（6）取1 mg肾上腺素加入10 mL生理盐水，将一块约1 cm×1 cm的无菌方纱布浸润后放置于穿刺点渗血处，然后再放置一块同样大小的无菌干纱布于其上，最后贴上透明贴膜。

（7）将吸收性明胶海绵折叠成约2 cm×2 cm大小，放置于穿刺点，再贴上透明贴膜。

（8）在穿刺点局部给予凝血酶粉针剂或针剂的棉球，加压包扎，出血停止后更换敷料，一般可在1～2天好转。

3. 导管堵塞

【临床表现】

（1）导管堵塞症状与溶栓治疗无关或对溶栓治疗没有反应。

（2）输液泵堵塞报警。

（3）可以看到导管内有沉淀物。

（4）在输入不相容药物后突然发生的堵塞或阻力增加。

（5）输注困难，无法冲管，无法抽到回血。

【处理措施】

（1）导管尖端位置应保持正确。

（2）确保脉冲冲管，正压封管。

（3）严格遵守正确的冲管液，冲管液容量及冲管频率的规定。

（4）注意药物配伍禁忌。

（5）输注脂肪乳剂应定时冲管。

（6）导管发生阻塞时，建议拔除中心静脉导管。

4. 导管相关性感染

【临床表现】

（1）导管细菌定植：置管部位无感染征象而导管尖

端半定量培养发现细菌≥15 CFU,或定量培养发现细菌≥1 000 CFU。

（2）局部感染：穿刺处2 cm以内有红肿,压痛或有脓性分泌物,无全身症状。

（3）隧道感染：覆盖导管表面组织和置管处>2 cm的皮肤有红肿、压痛。

（4）导管相关血流感染：导管半定量、定量培养和外周静脉抽取血培养分离出相同的病原体,且患儿有菌血症临床表现。

【处理措施】

（1）对实施和护理导管的医务人员进行教育和培训。

（2）最大限度地做好无菌防护,严格遵守无菌技术操作和手卫生原则。

（3）正确选择穿刺点。

（4）所有的输液接头应与CVC、输液器匹配,如怀疑被污染,有血液残留或系统完整性受损时,应立即更换。

（5）选用高水汽渗透性的透明敷贴,妥善固定导管,尽量减少对已留置导管的触动,必要时使用含预防感染设计或抗菌物质的导管。

（6）限制使用输注TPN的导管腔输注其他药物。

（7）每天评估是否需要继续留置导管,如不需要则应立即拔除。

（8）临床拟诊导管相关性感染时,应考虑临床相关因素后拔出或更换导管的决定。

（9）根据患儿疾病的严重程度及病原微生物的流行学,选用可能覆盖病原微生物的抗生素药物。

（10）严重并发症的处理遵医嘱执行。

四、注意事项

（一）护理重点

1. 每次使用CVC导管前后必须用大于10 mL注射器，生理盐水20 mL脉冲方式冲洗导管。冲封管必须使用脉冲方式正压封管，不应用静脉滴注或普通方式冲管。禁止使用小于10 mL注射器冲管、给药，以免造成导管破裂。

2. 使用前均需抽回血，如无法抽到回血，导管发生阻塞，禁止暴力冲管，联系静疗专科护士查看。

3. 抽血、输血后均需用大于10 mL注射器，生理盐水20 mL脉冲方式冲洗导管，输注TPN以及连续输液时严格按照每8 h生理盐水20 mL脉冲方式冲洗导管，保证导管通畅。

4. 更换敷贴时，严格遵循无菌原则，如发生导管滑出，应暂停使用，并复查胸片，评估导管。

5. 任何原因使用无菌纱布替代透明敷贴维护CVC导管，均需48 h更换1次，以免造成感染。

6. 消毒剂的选择：对于早产儿和小于2月龄的幼儿，应谨慎使用氯己定，因为存在皮肤刺激和化学性烧伤的风险。

（二）留置导管期间注意事项

1. 治疗间歇期每7天对CVC导管进行冲管、换贴膜、换肝素帽等维护。

2. 每日观察及评估导管，注意观察针眼周围有无发红、疼痛、肿胀、有无渗血或渗液，如有及时联系医生或静疗专科护士。

3. 保持局部清洁干燥，不要擅自撕下贴膜。贴膜有卷曲、松动、贴膜下有汗液时，及时更换敷贴。

4. CVC应当严格按照感染控制要求，在没有发生导管感染以及任何原因引起的感染时,留置1个月内,必须拔除导管。只可在院内使用,不可携带导管出院。

5. CVC导管发生任何原因的堵管,均建议不进行溶栓以及任何方式导管再通术。

五、中心静脉导管拔管操作流程

（一）患儿评估

1. CVC留置时间不宜超过1个月。在出现并发症、堵管、感染时,CVC应当评估后尽快拔管。

2. 导管拔除应遵医嘱。

（二）用物准备

清洁手套、无菌手套、安尔碘、中心静脉换药包、无菌纱布、透明敷贴。

（三）操作流程

1. 核对拔管医嘱。

2. 洗手、戴口罩、手套。

3. 患儿平卧,戴清洁手套,撕下贴膜。打开换药包,戴无菌手套,用安尔碘消毒并湿润穿刺点,轻柔匀速地拔出导管,切勿过快过猛。

4. 用纱布按在穿刺处2～3 min压迫止血。

5. 无出血后,用敷贴封闭式固定皮肤创口防止空气栓塞,告知患儿24 h后才能取下。

6. 检查导管的长度、有无损伤或断裂,必要时剪下前端做细菌培养。

7. 做好相关护理记录。

第五节 完全置入式静脉输液港

一、概述

（一）概念

完全置入式静脉输液港（totally implanted venous access device, TICVAD）经手术置入皮下、长期留置在体内的静脉输液装置，由可穿刺的港体和静脉导管系统组成。导管头端位于上腔静脉中下 1/3 与右心房交界处。输液港由港体和注射座两部分组成。

（二）目的及适应证

1. 需要长期或反复静脉输液的患儿。
2. 输注刺激性药物，如化疗、胃肠外营养、高渗低渗药物。

（三）禁忌证

1. 有出血倾向；白细胞＞50×10^9/L、血小板＜20×10^9/L。
2. 任何确诊或者疑似感染，以及菌血症、败血症的患儿。
3. 对输液港材质过敏的患儿。

二、完全置入式静脉输液港维护流程

（一）完全置入式静脉输液港插针流程

1. 执行者

由注册护士执行。

2. 患儿评估

观察港体皮肤有无发红、破溃、肿胀；触摸港体有无翻转及移位的发生。

3. 用物准备

见表1-5-1。

表1-5-1 用物准备

物 品 名 称	数量	物 品 名 称	数量
中心静脉换药包	1	10 mL注射器	4
生理盐水10 mL	3	碘伏（备用）	1
正压肝素帽/普通肝素帽	1	7#头皮针	1
手消毒剂	1	记号笔	1
标识标签	1	100 U/mL稀释肝素	1
无损伤针[型号根据患儿选择20G 19.05 mm（0.75英寸）或20G 25.4 mm（1英寸）]	1	洞巾、无菌方纱	各1

注：中心静脉换药包（酒精棉棒3支、2%葡萄糖酸氯已定棉棒3支、酒精棉片2片、小方纱1片、透明敷贴、免缝胶带3条、外科医用手套1副）（图1-5-1）。

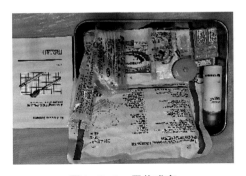

图1-5-1 用物准备

4. 操作步骤

【操作前】

（1）确认患儿的身份。

（2）清洁穿刺部位皮肤。

（3）向患儿、家属解释操作过程。

（4）洗手、戴口罩。

（5）备齐用物。

（6）暴露穿刺部位、评估局部皮肤。

【操作中】

（1）洗手。

（2）打开无菌换药包，消毒港体处皮肤，直径＞20 cm×20 cm，以静脉输液港为中心用75%酒精由内向外螺旋消毒皮肤3次，再用2%葡萄糖酸氯己定由内向外螺旋消毒皮肤3次，待干。

（3）以无菌方式打开静脉输液港无损伤针、一次性注射器、肝素帽、无菌纱布，放于无菌巾内。

（4）戴第一副无菌手套。

（5）取10 mL一次性注射器抽吸生理盐水5～7 mL，并接静脉输液港针头延长管，排去空气；再取第2个10 mL一次性注射器抽吸0.9%氯化钠10 mL；用另一支10 mL一次性注射器抽吸100 U/mL稀释肝素3～5 mL。

（6）脱去第一副无菌手套，洗手。

（7）戴第二副无菌手套，铺洞巾（图1-5-2）。

（8）针刺方法：触诊后，次手以拇指、示指、中

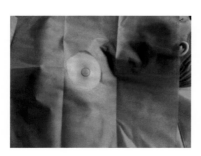

图1-5-2　铺洞巾

指固定静脉输液港（勿过度绷紧皮肤），主手持静脉输液港专用针头，穿过静脉输液港的中心部位，直到针头触及膈膜腔（图1-5-3）。

（9）回抽见有回血时，丢弃陈旧血2～3 mL，夹管。

（10）用酒精纱布擦拭接口15 s。

（11）换接生理盐水注射器，用脉冲法缓慢冲洗20 mL生理盐水，夹管。

（12）无损伤针蝶翼下垫无菌方纱布，用无菌胶布固定蝶翼，再用无菌透明薄膜覆盖（图1-5-4～图1-5-6）。

（13）移去接口处注射器，用酒精纱布擦拭接口15 s。

（14）如需静脉用药则换接静脉输液器；如无须静脉用药，则：

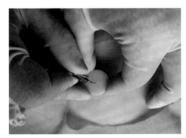

图1-5-3　三指固定底座

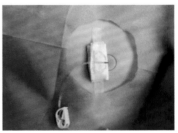

图1-5-4　无损伤针固定

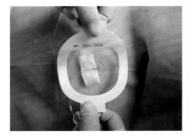

图1-5-5　无张力贴敷贴

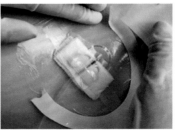

图1-5-6　塑形

1）患儿＞2岁，换接浓度为100 U/mL的肝素液注射器冲洗5 mL，夹管并换接肝素帽。

2）患儿＜2岁，换接浓度为100 U/mL的肝素液注射器冲洗3 mL，夹管并换接肝素帽。

（15）妥善固定延长管，患儿感到舒适。

（16）注明敷贴更换的日期、时间、操作者。

（17）按废弃物分类处理相关用物。

（18）洗手。

（19）记录维护登记本。

（二）完全置入式静脉输液港敷料更换流程

1. 执行者

由注册护士执行。

2. 患儿评估

观察港体皮肤有无发红、破溃、肿胀；触摸港体有无翻转及移位的发生。

3. 用物准备

见表1-5-2。

表1-5-2　用物准备

物 品 名 称	数量	物 品 名 称	数量
中心静脉换药包	1	10 mL注射器	4
生理盐水10 mL	3	碘伏（备用）	1
正压肝素帽/普通肝素帽	1	7#头皮针	1
手消毒剂	1	记号笔	1
标识标签	1	100 U/mL稀释肝素	1

注：中心静脉换药包（酒精棉棒3支、2%葡萄糖酸氯己定棉棒3支、酒精棉片2片、小方纱1片、透明敷贴、免缝胶带3条、外科医用手套1副）。

4. 操作步骤

（1）确认患儿的身份。

（2）清洁穿刺部位皮肤。

（3）向患儿及家属解释操作过程。

（4）洗手、戴口罩。

（5）备齐用物。

（6）戴清洁手套、去除旧敷料，评估。

（7）脱去清洁手套。

（8）洗手。

（9）打开无菌换药包，弃去蝶翼针下无菌纱布。消毒港体处皮肤，直径＞20 cm，以静脉输液港为中心用75%酒精由内向外螺旋消毒皮肤3次，再用2%葡萄糖酸氯己定由内向外螺旋消毒皮肤3次，消毒时连同无损伤针蝶翼一同消毒，待干。

（10）洗手、戴无菌手套。

（11）无损伤针蝶翼下垫无菌方纱布，用无菌胶布固定蝶翼，再用无菌透明膜覆盖（图1-5-7～图1-5-9）。

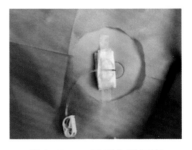

图1-5-7 无损伤针固定

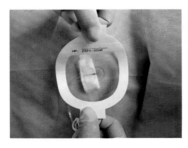

图1-5-8 无张力贴敷贴

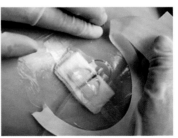

图1-5-9 塑形

（12）胶布妥善固定延长管及静脉输液管道。

（13）更换肝素帽。

（14）移去旧肝素帽。

（15）酒精棉球包裹擦拭肝素帽接口 15 s。

（16）如果患儿配合，指导患儿在快速更换肝素帽时，做深呼吸并屏住。

（17）注明敷贴更换的日期、时间、操作者签名。

（18）按废弃物分类处理相关用物。

（19）洗手。

（20）记录。

（三）完全置入式静脉输液港拔除无损伤针流程

1. 执行者

由注册护士执行。

2. 目的

（1）撤除已经正常使用7天的静脉输液港针。

（2）撤除结束治疗使用静脉输液港针。

（3）撤除有感染等问题的静脉输液港针。

3. 用物准备

见表1-5-3。

表1-5-3　用物准备

物 品 名 称	数量	物 品 名 称	数量
中心静脉换药包	1	10 mL 注射器	2
生理盐水 10 mL	3	碘伏	1
100 U/mL 稀释肝素钠	1	手消毒剂	1

注：中心静脉换药包（酒精棉棒3支、2%葡萄糖酸氯己定棉棒3支、酒精棉片2片、小方纱1片、透明敷料、免缝胶带3条、外科医用手套1副）。

4. 操作步骤

（1）确认患儿的身份。

（2）清洁穿刺部位皮肤。

（3）向患儿及家属解释操作过程。

（4）洗手、戴口罩。

（5）备齐用物。

（6）戴清洁手套、去除旧敷贴，评估。

（7）脱去清洁手套、洗手。

（8）打开无菌换药包，弃去蝶翼针下无菌纱布。消毒港体处皮肤，面积大于20 cm×20 cm，以静脉输液港为中心用75%酒精由内向外螺旋消毒皮肤3次，再用2%葡萄糖酸氯己定由内向外螺旋消毒皮肤3次，消毒时连同无损伤针蝶翼一同消毒，待干。

（9）移去静脉输液管道。

（10）酒精棉球包裹擦拭肝素帽接口15 s。

（11）接上生理盐水注射器缓慢脉冲10 mL，夹管。

（12）移去接口处注射器，用酒精纱布擦拭接口15 s。

（13）若患儿＞2岁，换接浓度为100 U/mL的肝素液注射器冲洗5 mL，夹管。

（14）若患儿＜2岁，换接浓度为100 U/mL的肝素液注射器冲洗3 mL，夹管。

（15）用无菌纱布压住穿刺部位的同时拔除针头，检查针头是否完整。

（16）稍加压止血。

（17）止血后用1%有效碘消毒拔针部位。

（18）无菌纱布覆盖穿刺部位，用胶布固定。

（19）按废弃物分类处理相关用物。

（20）洗手。

（21）记录。

三、并发症识别及处理

（一）回抽困难或输液不畅

【临床表现】

1. 输注困难，无法冲管，无法抽到回血。

2. 输液泵堵塞报警。

3. 发生导管夹闭综合征。

【处理措施】

1. 确保导管尖端位置正确，如发生异位、导管夹闭综合征、输液港港体翻转时通知医生和静疗专科护士进行处理。

2. 正确掌握脉冲方式冲管，正压封管。若发生不完全阻塞，用 5 000 U/mL 尿激酶，注入 1 mL，保留 30 min，回抽 3～5 mL 回血后弃去，并用生理盐水 20 mL 脉冲方式冲洗导管。若发生导管完全阻塞，运用导管溶栓负压再通技术通管。

导管溶栓负压再通技术：

TIVAD 导管末端连接三通管，另外两端分别连接 20 mL 注射器以及装有 5 000 U/mL 尿激酶的 10 mL 注射器。首先关闭尿激酶端，开放空注射器端，进行导管内回抽，之后关闭注射器端，开放尿激酶端使之进入到阻塞的导管内，保留 0.5～1 h 后用 10 mL 空注射器回抽导管 3～5 mL 血液弃去，并用生理盐水 20 mL 脉冲方式冲洗导管。如果不能溶通的，可反复上述步骤多次，直至溶通为止。如果不能溶栓再通的，多为非血凝性堵塞，可考虑拔除导管。

3. 严格遵守正确的冲管液，冲管液容量及冲管频率的规定。

4. 注意药物配伍禁忌。

5. 输注脂肪乳剂严格每 8 h 生理盐水 20 mL 脉冲方式冲洗导管。输注血制品后，立即使用生理盐水 20 mL 脉冲方式冲洗导管，保证导管通常。

6. X 线片检查发生导管夹闭综合征、输液港港体翻转时，联系外科医生进行手术调整。

（二）药物外渗的预防及处理

【临床表现】

外渗部位肿胀、发红，严重的皮温降低、皮肤苍白、皮肤破损、坏死和水疱。穿刺点疼痛。

【处理措施】

1. 推注、输入刺激性、腐蚀性药物过程中，应注意观察回血情况，确保导管在静脉管腔内，每推注 2～5 mL 药液评估并确认静脉回血，输入过程中，每隔 5～10 min 进行回血评估。

2. 使用标准的无边透明半透膜（TSM）敷贴，使用合适长度的穿刺针，正确穿刺输液港，妥善固定穿刺针和输液装置。

3. 给药前后宜用生理盐水脉冲式冲洗导管，如果遇到阻力或抽吸无回血，应进一步确定导管的通畅性，不应强行冲洗导管。脉冲式冲管方法：注射器推停速度均匀，以 1 mL/s 推为宜，推的时间与暂停的时间必须吻合。

发生药物外渗紧急处理流程：

1. 评估血管通路装置穿刺侧肢体的远端位置的末梢血管再充盈、感觉和运动功能。

2. 发生外渗时，不要冲洗血管通路装置，因为这将注入更多的药物到组织。应关闭输液调节夹,并用注射器回抽该血管通路,尽可能地回抽外渗到组织的液体。

3. 药液外渗48 h内不要对该区域施加压力,抬高肢体以促进对液体或药物的淋巴再吸收。不可在发生外渗的部位涂擦任何的药物(因无法判断涂擦药物与发生外渗的药物之间有药物不良反应发生的情况)。

4. 使用皮肤标记,划出有明显内渗或外渗迹象的区域,以评估其变化。上报不良事件,在护理记录单中记录发生的部位、面积、外渗等级、外渗药物、处理情况。

5. 对发生外渗的区域进行拍照,以识别组织损伤的进展或恶化情况。

6. 根据外渗所发生的程度通知静脉治疗专科护士及伤口治疗师会诊,制订相应的护理计划。

7. 根据输入的液体量及输注速度,估测渗出到组织内的溶液量,以及临床症状和体征的变化确定是否需要外科会诊。

（三）导管相关血流感染

患儿在留置中央静脉导管期间或拔出中央导管48 h内发生的原发性,且与其他部位存在的感染无关的血流感染。导管相关性感染的微生物主要有革兰阴性葡萄球菌、金黄色葡萄球菌、肠球菌、真菌等。

【临床表现】

1. 寒战、发热,低血压、休克;呼吸衰竭;腹部疼痛、恶心呕吐,突发意识不清等。

2. 导管细菌定植:置管部位无感染征象而导管尖端半定量培养发现细菌≥15 CFU,或定量培养细菌≥1 000 CFU。

3. 局部感染:穿刺处2 cm以内有红肿、压痛或有脓性分泌物,无全身症状。

4. 隧道感染:覆盖导管表面组织和置管处＞2 cm的皮肤有红肿、压痛。

5. 导管相关血流感染:导管半定量、定量培养和外周静脉抽取血培养分离出相同的病原体,且患儿有菌血症临床表现。

【处理措施】

1. 对实施和护理导管的医务人员进行教育和培训。

2. 最大限度地做好无菌防护,严格遵守无菌技术操作和手卫生原则。

3. 临床拟诊导管相关性感染时,应考虑临床相关因素后做出是否拔出或更换导管的决定。

4. 根据患儿疾病的严重程度及病原微生物的流行病学,选用可能覆盖病原微生物的抗生素药物,并根据病原体进行至少7～14天的全身抗生素治疗。感染金黄色葡萄球菌、革兰阴性杆菌或念珠菌感染后需要立即拔出港体并进行明确的全身抗生素治疗。

5. 根据治疗需求,可使用抗生素封管疗法完成1个疗程的系统性的抗生素治疗。但在抗生素锁技术治疗3天1个疗程,且连续2个疗程血培养未转阴性的,应当手术取出港体。

四、注意事项

1. 每次使用输液港前后必须用大于10 mL注射器,生理盐水20 mL脉冲方式冲洗导管。冲封管必须使用脉冲方式正压封管,不应用静脉点滴或普通方式冲管。禁止使用小于10 mL注射器冲管、给药,以免造成导管破裂。

2. 使用前均需抽回血,如无法抽到回血,导管发生阻塞,禁止暴力冲管,联系静疗专科护士查看。

3. 抽血、输血后均需用大于 10 mL 注射器,生理盐水 20 mL 脉冲方式冲洗导管,输注 TPN 以及连续输液时严格按照每 8 h 用生理盐水 20 mL 脉冲方式冲洗导管,保证导管通畅。

4. 更换敷贴时,严格遵循无菌原则,谨防穿刺针脱出。

5. 治疗期间 7 天更换穿刺针时,必须首日拔针,次日穿刺,如遇紧急情况需立即进行穿刺的,需尽量避开原穿刺点。

6. 消毒剂的选择:对于早产儿和小于 2 月龄的幼儿,应谨慎使用氯己定,因为存在皮肤刺激和化学性烧伤的风险。

头颈部导管护理

第一节　脑部引流管

一、概述

（一）概念

脑部引流是神经外科临床最常用的治疗技术之一，特指将脑室或腰大池等部位血液、脑脊液、脓液等通过体外密闭系统进行持续引流，常见引流管如脑室引流、创腔引流、硬脑膜下引流等。

（二）目的

1. 疾病诊断或治疗。
2. 引流病灶积液积脓，降低颅内压。
3. 监测颅内压。
4. 促进伤口愈合。

（三）适应证

1. 急性症状性脑积水或脑出血。
2. 急性颅脑损伤的颅内压监测和治疗性脑脊液外引流。

3. 神经肿瘤围手术期预防小脑幕切迹上疝和术前松弛脑组织。

4. 测定脑脊液压力和脑脊液释放试验。

5. 蛛网膜下腔出血的抗脑血管痉挛治疗。

6. 脑室炎、脑膜炎的抗菌药物或其他药物治疗。

（四）禁忌证

无绝对禁忌证，出凝血功能障碍及穿刺部位的皮肤感染为相对禁忌证。

二、脑部引流管维护流程

（一）执行者

由注册护士执行。

（二）患儿评估

1. 评估患儿病情、引流管放置部位、引流目的及目标量。

2. 评估患儿意识及瞳孔情况。

3. 评估术口敷料及术区引流管情况（是否固定、干洁、通畅）。

4. 评估头部皮肤情况。

5. 评估合作程度。

（三）用物准备

无菌手套、一次性中单、治疗车、量杯、无菌纱布。

（四）操作步骤

【操作前】

1. 确认患儿身份，核对医嘱。

2. 评估：患儿病情、引流管放置部位、引流目的及目标量；患儿意识及瞳孔情况；术口敷料及术区引流管情况（是否固定、干洁、通畅）；头部皮肤情况；合作程度。

3. 告知患儿及家属以取得配合。

4. 检查用物是否齐全。

【操作中】

1. 核对医嘱，携用物至患儿床旁。

2. 核对患儿姓名，做好解释。

3. 患儿取舒适卧位（平卧位最佳），限制头部大幅度运动，适当活动。

4. 检查引流管高度及引流速度：引流管最高点高于侧脑室平面10～15 cm（平卧：外眦与外耳道连线中点的水平面；侧卧：正中矢状面），如为创腔引流，则引流袋位置需低于创腔，或遵医嘱（图2-1-1）。引流夹是否打开、处于有效引流。

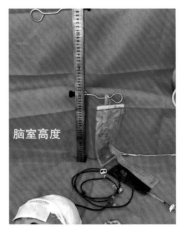

5. 铺一次性中单。

6. 戴手套。

7. 夹闭引流管，打开引流袋下阀门，倾倒引流液，倾倒引流液时，引流管不可碰触量杯壁周围（图2-1-2）。

图2-1-1 测量高度

8. 倾倒结束, 使用无菌纱布包裹擦净阀门口液体, 关闭阀门夹及阀门盖, 手部消毒, 开启引流管阀门。

9. 观察引流液颜色、性状、量。

10. 脱手套, 手部消毒, 携用物回处置间, 将引流液倒入处置间固定的下水道。

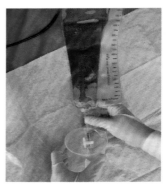

图2-1-2　倾倒引流液

【操作后】

整理用物, 记录引流液颜色、性状及量。

三、引流管护理要点

1. 观察引流系统是否处于密闭状态, 引流管中液平面是否有波动, 引流是否通畅, 引流液颜色、性状、量及引流速度(引流平均速度 < 15~20 mL/h, 多数控制在每日200 mL左右)。

2. 如引流速度过快或量过多时, 可暂时夹闭; 如引流速度过慢或量过少, 可能发生引流管堵塞或引流管位置不当。发现上述情况, 均应及时通知医生, 并遵医嘱进行适当调整, 以符合患儿病情需求。

3. 术后1~2天脑脊液可呈血性液体, 之后转为橙黄色(淡血性→深黄色→淡黄色→无色)。若脑脊液中有大量血液, 或颜色逐渐加深, 常提示有活动性出血(图2-1-3)。

4. 如脑脊液浑浊, 呈毛玻璃或有絮状物, 提示有感染。

5. 保持伤口敷料干洁, 发现潮湿应及时更换。

6. 观察引流袋悬挂高度与医嘱及患儿病情是否相符。

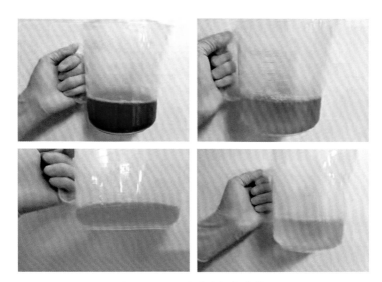

图2-1-3　脑脊液颜色变化

7. 妥善固定引流管及引流袋,避免滑脱、掉落、打折、拉扯、扭曲等。

8. 拔管后,应注意观察患儿意识、瞳孔、生命体征及敷料情况,如有敷料潮湿,及时通知医生。

四、并发症识别及处理

(一)出血

【临床表现】

引流管短时间内可见大量新鲜血液引流出,或之前已经清亮的引流液,转为新鲜血液。

【处理措施】

1. 保证正确引流管高度,掌握适当引流量及速度,避免过度引流。

2. 引流期间,注意患儿的凝血功能及血小板情况。

3. 置管及拔管过程轻柔,掌握好入路。

4. 遵医嘱使用止血药,协助复查患儿凝血功能及血常规。

5. 密切观察引流情况,及时报告医生。

6. 做好再次手术的准备工作。

（二）感染

【临床表现】

1. 头痛、恶心或呕吐,心率增快,寒战、厌食,高热（多数体温≥38℃甚至≥40℃）。

2. 颈项强直、脑膜刺激征阳性。

3. 外周血白细胞计数增高,以中性粒细胞增高为主,脑脊液培养存在致病菌。

【预防及处理措施】

1. 严格无菌操作,避免引流管漏液和反流。

2. 防止引流管外口与脑脊液收集瓶中的液体接触。

3. 接口处予以无菌纱布包裹,保持干燥、清洁。

4. 更换体位或搬运时,应夹闭引流管,以免管内引流液逆流入脑室。

5. 严密观察引流液性状,如出现浑浊或有絮状物时,提示可能发生颅内感染,应立即报告医生。

6. 配合医生采集脑脊液标本做细菌培养和药敏试验,使用抗菌药物治疗时,严格执行医嘱,并观察用药效果。

（三）脱管或堵塞

【临床表现】

1. 引流管内液柱无波动或无液体流出。

2. 引流液自放置引流管部位渗出。

3. 可出现颅内压增高的症状,如头痛,呕吐甚至瞳孔、意识的改变。

【处理措施】

1. 巡视中可适当挤压引流管,以保持通畅。

2. 嘱家属保持患儿取平卧位,固定头部不摆动,床头抬高或降低时,需由护士或医生进行。

3. 实施任何的操作时,动作应规范、轻柔。

4. 如引流管部分脱落,应立即通知医生,协助医生进行换药拔管,并由医生取脑脊液送细菌培养。

5. 如遇引流管完全脱出,应使用5~6块无菌纱布压住伤口,同时检查残端是否完整,医生并协助进行换药、清创,必要时做好重新置管的准备。

6. 如发现引流管堵塞,通知医生,协助复通;如复通失败,及时更换引流管。

(四)颅内压的改变

【临床表现】

1. 出现颅内压增高或降低的临床表现。

2. 患儿意识发生改变,出现意识障碍。

3. 双侧瞳孔的大小及对光反射出现改变。

【处理措施】

1. 密切观察引流液引流速度及量,每小时记录。

2. 监测患儿生命体征、意识、瞳孔变化。

3. 发生颅内压增高或降低时,遵医嘱给调整引流高度,必要时给予相应的药物治疗。

4. 患儿发生意识改变时,及时配合医生给予相应的措施。

（五）引流管切口处液漏或皮下积液

【临床表现】

1. 术口敷料有潮湿，切口周围皮肤肿胀。

2. 可能出现感染、高热。

【处理措施】

1. 密切观察术口敷料情况并每班进行交接。

2. 观察术口周围皮肤情况。

3. 发现术口敷料渗液，引流管出口皮肤肿胀，及时报告医生。

4. 配合医生及时更换污染敷料，并给以加压包扎或缝合处理，做好观察及记录。

五、注意事项

1. 必须向患儿及家属提供相关限制患儿体位、床头高度控制和并发症症状的教育，监督其在出现任何不适情况时及时联系护士，或在变换体位时寻求帮助。

2. 每 1～2 h 评估患儿意识水平、瞳孔、生命体征、有无头痛及脑膜刺激征、引流情况、有无导管相关性感染的征象及危险因素。

3. 对烦躁不安的患儿给予专人看护，并适当约束。

4. 严格执行无菌操作，任何相关操作要求戴无菌手套。

5. 按规范严格管理引流管高度、引流速度。

6. 移动和变换体外体位时，先夹闭引流管，防止引流量异常变动。

7. 由医生根据每例患儿的病情规定每日引流的总量，护士须严格执行。

8. 保持整个引流系统密闭,防止反流。

第二节　硬膜外引流管

一、概述

(一)概念

神经外科危重患儿多,各种引流管道多,常见引流管包括脑室引流管、腰大池引流管(蛛网膜下隙引流管)、硬膜外引流管、硬膜下引流管、瘤腔引流管等。

(二)目的

1. 硬膜外引流(颅骨内板与硬脑膜之间,与颅骨内板相贴)为预防开颅术后产生的硬膜外血肿,常规置引流管于硬膜外,与颅骨内板相贴,引流组织液、血液及血性分泌物,预防硬膜外血肿形成,压迫脑组织,进而引起颅内压增高,影响患儿愈后。

2. 硬膜外引流管除了用于引流组织液、血液及血性分泌物,同时也引流出部分脑脊液。

(三)适应证

适用于多种疾病,如硬膜外血肿、颅内血肿术后、脑肿瘤术后等。

(四)禁忌证

凝血功能障碍,穿刺部位感染,濒死危重患儿(已经无自主呼吸等)。

二、硬膜外引流管维护操作流程

（一）执行者

由注册护士执行。

（二）患儿评估

1. 确认患儿身份,核对医嘱。
2. 评估患儿病情、引流管放置部位、引流目的及目标量;评估患儿意识、瞳孔、生命体征及头痛、呕吐等情况。
3. 观察引流液引流情况,引流液的颜色、性状及量。
4. 观察伤口敷料有无渗出。
5. 合作程度。
6. 告知患儿及家属以取得配合。

（三）用物准备

无菌手套、一次性中单、治疗车、量杯、无菌纱布。

（四）操作流程

【操作前】

1. 护士准备:衣帽整洁,洗手,戴口罩(图2-2-1)。
2. 评估患儿:患儿病情,引流情况,引流管类别,连接是否牢固,引流是否通畅,引流液颜色、性状及量,手术伤口情况,导管标识及固定胶带是否脱落(图2-2-2)。

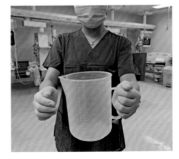

图 2-2-1　护士操作前准备

3. 用物准备：无菌橡胶手套、快速手消毒剂、量杯（图2-2-3）。

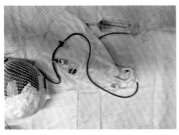 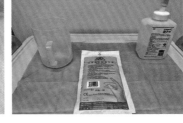

图2-2-2 评估引流管情况　　图2-2-3 备齐用物

【操作中】

1. 再次核对：携用物至患儿床旁再次核对患儿信息，并做好解释。

2. 观察引流液：戴手套，检查引流液颜色、性状及量，关闭引流管调节器（图2-2-4）。

3. 放置量杯：量杯置于引流袋开口下方（图2-2-5）。

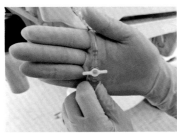 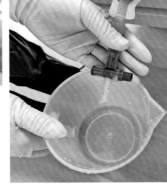

图2-2-4 关闭引流管调节器

图2-2-5 量杯置于引流袋，开口下方

4. 放引流液：左手持引流袋，右手打开引流袋开关，打开放液开关放引流液（图2-2-6）。

5. 放尽余液：放毕，用右手起捏引流管端口，放尽余液，关闭开关，打开调节器开关（图2-2-7～图2-2-9）。

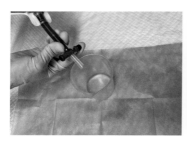

图2-2-6　放引流液

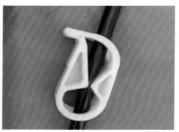

图2-2-7　关闭开关

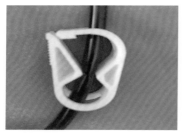

图2-2-8　打开开关

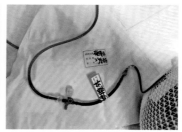

图2-2-9　放毕关闭开关，整理引流管保持通畅

6. 处置引流液：将引流液倾倒于处置室引流池中，冲净。

7. 记录检查：脱手套，初步洗手，妥善放置引流袋，检查调节器开关是否打开，整理床单位。

【操作后】

1. 洗手。

2. 记录引流液颜色、性状及量（图2-2-10）。

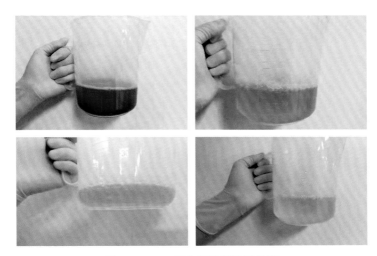

图2-2-10 观察记录引流液情况

三、引流管的维护要点

1. 妥善固定：适当限制头部活动范围；保持引流管通畅，防止引流装置受压、弯折、扭曲；翻身时避免引流管牵拉、滑脱；搬运前将引流管夹闭，妥善固定。

2. 有效引流：引流袋与头颅平齐，硬膜外引流管放置的高度应遵医嘱；观察引流系统是否处于密闭状态，引流管中液平面是否有波动，引流是否通畅。

3. 观察记录：引流液颜色、性状、量及引流速度。如引流速度过快或量过多时，可暂时夹闭；如引流速度过慢或量过少，可能发生引流管堵塞或引流管位置不当。发现上述情况，均应及时通知医生，并遵医嘱进行适当调整。观察有无头痛、呕吐等颅高压的症状。观察患儿生命体征并记录。

4. 防止并发症：保持伤口敷料清洁干燥，发现潮湿应及时更换。

5. 安全宣教：告知患儿家属放置硬膜外引流管的意义以及留置期间的安全防范措施。如不可随意移动引流装置，保持伤口敷料清洁，不可抓挠伤口等。

6. 拔管：拔管前先夹闭引流管，防止管内液体反流引起颅内感染，拔管后注意应注意观察患儿意识、瞳孔、生命体征及有无头痛呕吐，敷料情况。如有敷料潮湿，及时通知医生。

四、并发症识别及处理

（一）出血

【临床表现】

引流管短时间内可见大量新鲜血液引流出，或之前已经清亮的引流液，转为新鲜血液。

【处理措施】

1. 保证正确引流管高度，掌握适当引流量及速度，避免过度引流。

2. 引流期间，注意患儿的凝血功能及血小板情况。

3. 置管及拔管过程轻柔，掌握好入路。

4. 遵医嘱使用止血药，协助复查患儿凝血功能及血常规。

5. 密切观察引流情况，及时报告医生。

6. 做好再次手术的准备工作。

（二）脱管、堵塞

【临床表现】

1. 引流管内液柱无波动或无液体流出。

2. 引流液自放置引流管部位渗出。

3. 可出现颅内压增高的症状,如头痛,呕吐甚至瞳孔、意识的改变。

【处理措施】

1. 巡视中可适当挤压引流管,以保持通畅。

2. 嘱家属保持患儿取平卧位,固定头部不摆动,床头抬高或降低时,需由护士或医生进行。

3. 实施任何操作时,动作应规范,轻柔。

4. 如引流管部分脱落,应立即通知医生,协助医生进行换药拔管,并由医生取脑脊液送细菌培养。

5. 如遇引流管完全脱出,应使用5～6块无菌纱布压住伤口,同时检查残端是否完整,通知医生并协助进行换药,清创,必要时做好重新置管的准备。

6. 如发现引流管堵塞,通知医生,协助复通;如复通失败,及时更换引流管。

（三） 颅内压的改变（增高或降低）

【临床表现】

1. 出现颅内压增高或降低的临床表现。

2. 患儿意识发生改变,出现意识障碍。

3. 双侧瞳孔的大小及对光反射出现改变。

【处理措施】

1. 密切观察引流液引流速度及量,每小时记录。

2. 监测患儿生命体征、意识、瞳孔变化。

3. 发生颅内压增高或降低时,遵医嘱调整引流高度,必要时给予相应的药物治疗。

4. 患儿发生意识改变时, 及时配合医生给予相应的措施。

（四）引流管切口处液漏或皮下积液

【临床表现】

1. 术口敷料有潮湿,切口周围皮肤肿胀。

2. 可能出现感染,高热。

【处理措施】

1. 密切观察术口敷料情况并每班进行交接。

2. 观察术口周围皮肤情况。

3. 发现术口敷料渗液,引流管出口皮肤肿胀,及时报告医生。

4. 配合医生及时更换污染敷料,并给予加压包扎或缝合处理,做好观察及记录。

五、注意事项

1. 术后1～2天后,引流量不足50 mL时可将引流管拔除,在拔管过程中注意无菌操作。

2. 术后1～2天引出的血性液颜色应转为淡,若仍有大量血性液引出,提示有出血。

3. 硬膜外引流管留置时间3～7天,过长易引起感染。

4. 接触引流管前后都要洗手,倾倒引流液须戴无菌手套,严格执行无菌操作。

5. 患儿四肢适当约束,如发生引流管脱出,应立即用无菌敷料覆盖并协助医生处理。

6. 保持引流管位置正确,在翻身及进行各项护理操作后,均要仔细检查。

7. 防止引流管阻塞。

第三节　硬膜下引流管

一、概述

（一）概念

硬膜下引流（硬脑膜与蛛网膜之间）用于引流硬膜下聚积血液，促使脑组织膨胀，尽快使硬膜下血肿腔闭合，减轻脑组织受压引起的相应症状。

（二）目的

慢性硬膜下积液或硬膜下血肿，因已形成完整的包膜，包膜内血肿液化，临床多采用颅骨钻孔，血肿冲洗引流术。术后接引流管于包膜内继续引流，以排空囊内残留的血性液或血凝块，以利脑组织膨起消灭无效腔。

（三）适应证

适用于硬膜下血肿，硬膜下积液或血肿已形成完整包膜，可颅骨钻孔放置引流管，以排空积液，利于脑组织膨出消除无效腔。

（四）禁忌证

凝血功能障碍，穿刺部位感染。

二、硬膜下引流管维护操作流程

（一）执行者

由注册护士执行。

（二）患儿评估

1. 确认患儿身份,核对医嘱。

2. 评估患儿病情、引流管放置部位、引流目的及目标量,评估患儿意识、瞳孔、生命体征及头痛、呕吐等情况。

3. 观察引流液引流情况,引流液的颜色、性状及量。

4. 观察伤口敷料有无渗出。

5. 合作程度。

6. 告知患儿及家属以取得配合。

（三）用物准备

无菌手套、一次性中单、治疗车、量杯、无菌纱布（图2-3-1）。

（四）操作流程

【操作前】

护士准备:衣帽整洁,洗手,戴口罩（图2-3-2）。

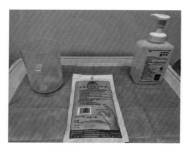 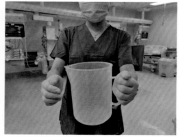

图2-3-1　备齐用物　　　图2-3-2　护士操作前准备

【操作中】

1. 再次核对:携用物至床旁再次核对患儿信息,并做好解释。

2. 观察引流液：戴手套，检查引流液颜色、性状及量（图2-3-3），关闭引流管调节器。

3. 放置量杯：量杯置于引流袋开口下方（图2-3-4）。

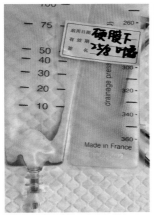
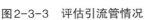
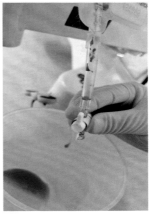

图2-3-3　评估引流管情况　　　图2-3-4　放置量杯

4. 放引流液：左手持引流袋，右手打开引流袋开关，放液开关放引流液（图2-3-5）。

5. 放尽余液：放毕，用右手捏起引流管端口，放尽余液，关闭开关，打开调节器开关。

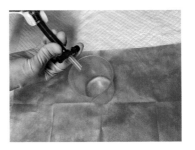

图2-3-5　放引流液

6. 处置引流液：倾倒引流液于处置室引流池，冲净。

7. 记录检查：脱手套，初步洗手，妥善放置引流袋，检查调节器开关是否打开，整理床单位。

【操作后】

（1）洗手。

（2）记录引流液颜色、性状及量（图2-3-6）。

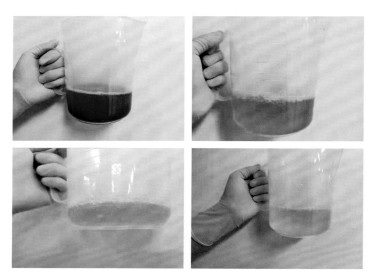

图2-3-6　观察记录引流液情况

三、引流管的维护要点

1. 体位要求：取仰卧或侧卧位，将床头抬高30°左右，通过加强颅内静脉回流以降低患儿颅内压。

2. 术后1～2天每2 h观察患儿引流液的颜色和量，如流量突然增加或者引流液变为血色，应立即通知医生，并与之配合采取抢救措施。

3. 保持引流通畅：注意保持引流口清洁干燥，防止引流管因患儿体位变动或者其他活动而扭曲或脱出。

4. 确保引流袋做到每日定时更换，且详细记录患儿每日引流量,引流袋更换时要注意无菌操作。

5. 拔管:一般情况下,引流管放置 24～48 h 后,或引流液体停止后,进行引流管拔出,拔出过程中注意伤口以及敷料的清洁。

四、并发症识别及处理

(一)颅内感染

【临床表现】

1. 头痛、恶心或呕吐,心率增快,寒战、厌食、高热(多数体温≥38℃甚至≥40℃)。

2. 颈项强直、脑膜刺激征阳性。

3. 外周白细胞计数增高,以中性粒细胞增高为主,脑脊液培养存在致病菌。

【处理措施】

1. 严格执行无菌操作,避免引流管漏液和逆流。

2. 防止引流管外口与脑脊液收集瓶中的液体接触。

3. 接口处予以无菌纱布包裹,保持干燥、清洁。

4. 更换体位或搬运时,应夹闭引流管,以免管内引流液逆流入脑室。

5. 严密观察引流液性状,如出现浑浊或有絮状物时,提示可能发生颅内感染,立即报告医生。

6. 配合医生采集脑脊液标本做细菌培养和药敏试验,使用抗菌药物治疗时,严格执行医嘱,并观察用药效果。

(二)引流管堵塞

【临床表现】

1. 引流管内液柱无波动或无液体流出。

2. 引流液自放置引流管部位渗出。

3. 可出现颅内压增高的症状,如头痛、呕吐甚至瞳孔、意识的改变。

【处理措施】

1. 避免管道受压、扭曲、折叠。

2. 加强观察,引流不畅时,可挤压引流管,注意挤压方法正确。

3. 可用注射器轻轻将小血凝块吸出,不可用力强行推注。

4. 可轻轻旋转引流管或稍微拔出一点,调整引流管口位置,以消除成角。

五、注意事项

1. 引流管高度:为促使脑组织膨胀,术后头低足高位2~3天,患侧卧位,引流袋低于头部10~40 cm(根据引流量调节),引流速度不宜过快,因术中已充分冲洗排气,术后引流液较少。

2. 保证液体:多饮水,不用脱水剂,保证每天输液量,以利于脑膨胀促进引流液排空。

3. 拔管:术后一般2~3天拔管,拔管前先夹闭引流管,防止管内液体逆流引起颅内感染,拔管后注意观察有无头痛、呕吐等颅内压增高症状。

4. 观察引流液性状:术后1~2天引出的血性液颜色应转为淡,若仍有大量血性液引出提示有出血。

5. 预防脱管:患儿四肢适当约束,如发生引流管脱出,应立即用无菌敷料覆盖并协助医生处理。

6. 保持引流管位置正确:在翻身及进行各项护理操作后均要仔细检查。

7. 防止引流管阻塞。

第四节　耳负压引流管

一、概述

（一）概念

先天性小耳畸形是耳鼻咽喉头颈外科常见且症状明显的耳廓发育畸形，常伴有外耳道闭锁、中耳道畸形、颌面部畸形等并发症。耳廓再造术是治疗先天性小耳畸形的有效疗法。术后稳定、良好的负压引流是保障手术效果的关键，有助于防止血肿形成，促使皮瓣紧贴支架，保证再造耳廓外形。

（二）目的

1. 保持引流装置的有效负压，及时引出渗血、渗液，防止术后感染。

2. 保持再造耳皮下呈负压状态，使皮肤与软骨紧贴，保持塑型。

（三）适应证

先天性小耳畸形耳廓再造术后放置引流管的患儿。

（四）禁忌证

无绝对禁忌证。

二、引流管维护操作流程

（一）执行者

由注册护士执行。

（二）操作步骤

【操作前】

1. 评估

（1）确认患儿身份，核对医嘱。

（2）评估患儿年龄、病情、合作程度及耳部情况。

（3）评估患儿耳部负压引流装置的情况，包括固定是否牢固、引流是否通畅等。

（4）评估引流液的量、颜色、性状（必要时备生理盐水冲洗）。

2. 操作准备

（1）用物准备：治疗车、一次性无菌换药盘（内备有止血钳2把、安尔碘、棉签、生理盐水、手套、污物盘、胶布、手消毒剂、医用垃圾筒），自制20 mL注射器1个（在15 mL刻度的针栓处用手术尖刀戳一针头大的小孔，再将针头从此孔穿过，套上针帽固定针栓）（图2-4-1）。

（2）洗手，戴口罩，戴手套。

（3）操作告知：向患儿及家属解释操作目的及配合方法。

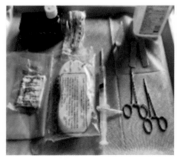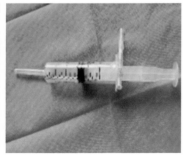

图2-4-1　用物准备

【操作中】

1. 备齐用物,推车至床旁。核对患儿身份,做好告知工作。

2. 协助患儿取侧卧位,术耳向上(图2-4-2)。

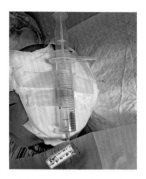

图2-4-2　术耳向上

3. 止血钳夹闭引流管,取下注射器(从针乳头或针头处断开),取下针栓处的固定针头。操作过程中严格执行无菌操作,避免污染(图2-4-3)。

4. 观察记录引流液的量、颜色、性状,如有异常及时通知医生。

5. 更换自制20 mL注射器1个(在15 mL刻度的针栓处用手术尖刀戳一针头大的小孔,再将针头从此孔穿过套上针帽固定针栓)(图2-4-4)。

6. 用安尔碘棉签消毒射器乳头及引流管连接处,将注射器与引流管紧密连接(图2-4-5)。

7. 松开止血钳,将针栓拉至15 mL刻度,将针头穿过小孔固定针栓,避免针栓向前滑行(图2-4-6)。观察负压引

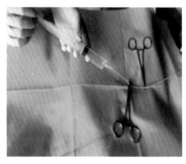

图2-4-3　夹闭引流管

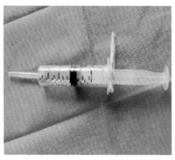

图2-4-4　自制20 mL注射器

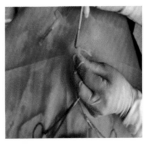
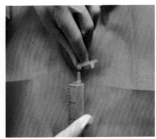

图2-4-5 消毒并紧密连接引流管

流管是否通畅,有无漏气,负压是否正常。术后若无负压或负压小可以采取电动负压吸引器或中心负压吸引器持续负压吸引,使术区渗血得到充分引流,皮瓣通过负压作用紧贴软骨假体并黏合(负压值在100~300 mmHg),持续引流,保持低负压吸引至注射器负压吸引恢复。

8. 将引流装置用胶布妥善固定于患儿头部,妥善安置患儿,询问患儿有无不适。告知患儿及家属耳部负压引流的重要性,指导患儿勿牵拉引流装置,勿剧烈活动,注意妥善固定引流装置,防止脱出。一般术后7天拆纱布和拔出负压引流管(图2-4-7)。

9. 协助患儿取舒适卧位,整理床单位。

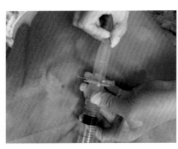
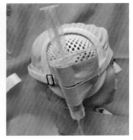

图2-4-6 固定针栓　　图2-4-7 妥善固定引流管

10. 正确处理用物,洗手,记录。

三、维护要点

1. 妥善固定引流管,保持适宜的长度,避免引流管受到牵拉、挤压和折叠。

2. 保持有效引流,密切观察引流的量、颜色和性状,如有血液附着于管壁可给予离心方向轻轻挤捏,保持引流通畅,防止阻塞。

3. 粘贴导管标识,观察引流液的性状、颜色及量。

4. 及时发现、积极预防处理与引流管相关的并发症。

四、引流管置管并发症识别及处理

(一)引流管堵塞

【临床表现】

1. 引流量突然变少或无引流液。

2. 抽吸引流管血凝块固定不动。

【处理措施】

1. 妥善固定引流管,防止引流管受压、扭曲、折叠,做好宣教。

2. 密切观察引流液颜色、量及性状,如果有异常,立即通知医生给予对症处理。

3. 及时清理积血、积液。

4. 因积液、血凝块等堵塞引流管,应轻轻挤捏引流管。

(二)引流管滑脱

【临床表现】

1. 引流管脱落。

2. 负压源压力值降低或没有。

【处理措施】

1. 管路用缝线固定在皮肤上,下垫纱布,对外漏的部分做标记,皮肤上加用胶布固定。

2. 固定管路时要有足够的长度,妥善固定,告知患儿及家属避免对引流管造成牵拉、挤压和折叠;如果5～7天后患儿的24 h引流量＜5 mL应告知医生并配合其采取针对性处理或拔出引流管。

3. 将引流管连接负压吸引器持续负压引流,直至负压转为正常。

4. 定期检查引流管各连接处,确保连接紧密,保持引流通畅,保持管道的密闭。

五、注意事项

1. 妥善固定引流管,保持适宜的长度,避免引流管受到牵拉、挤压和折叠。

2. 保持有效引流,避免漏气,如有血液附着于管壁,可给予离心方向轻轻挤捏,保持引流通畅,防止阻塞。

3. 夹闭引流管时,力度适宜,避免管道断裂。

胸腹部导管护理

第一节　更换胸腔闭式引流技术

一、概述

（一）概念

胸腔闭式引流是将引流管置于胸膜腔内，连接一个密闭式的引流装置，其目的是引流胸膜腔内的积气、积液，重建胸膜腔内负压，使肺复张，以及平衡胸膜腔内压力，避免纵隔移位。

（二）目的

确保引流通畅，有效引流积气、积液。

（三）适应证

胸腔手术后，气胸，血胸，胸腔积液，心包积气、积液等。

（四）禁忌证

凝血功能障碍的患儿。

二、操作流程

（一）执行者

由注册护士执行。

（二）患儿评估

评估患儿的病情及生命体征。评估引流液颜色、性状及量。评估伤口有无渗液、渗血，有无皮下气肿。

（三）用物准备

一次性胸腔引流瓶、生理盐水500 mL、安尔碘、棉签、无齿血管钳2把、清洁手套（图3-1-1）。

（四）操作步骤

【操作前】

1. 确认患儿身份，告知患儿或家属目的及注意事项。
2. 评估患儿的病情、呼吸、胸片、引流管位置及引流情况。

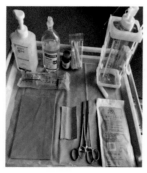
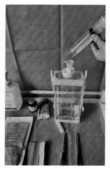
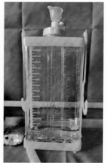

A B C

图3-1-1 用物准备（A～C）

【操作中】

1. 洗手、戴口罩,将一次性胸腔引流瓶打开,倒入生理盐水至引流瓶零刻度处备用,保持无菌。

2. 携用物至床旁、再次核对患儿身份、解释操作目的。

3. 协助患儿取平卧位或半卧位。

4. 使用2把血管钳夹闭近端引流管,戴手套,分离引流瓶,用碘伏棉签消毒引流管及接口处各2次,注意夹闭近端引流管(图3-1-2)。由内向外螺旋形消毒引流管与引流瓶上的接口连接处,避免空气进入胸腔。

5. 将无菌引流装置与胸腔引流瓶短管连接,然后打开止血钳使其通畅,妥善固定于床旁,引流管及连接处使用胶布加强固定(图3-1-3)。

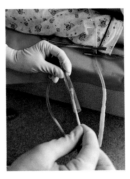

6. 观察引流管内水柱是否随呼吸上下波动,确认胸引瓶无漏气,妥善固定胸引瓶。引流瓶应低于胸腔60～100 cm,保持引流通畅,定时挤压,防止引流管扭曲、折叠或

图3-1-2　消毒

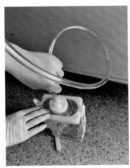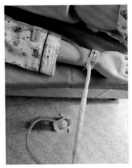

图3-1-3　固定引流装置

脱出(图3-1-4)。

7. 做好刻度标记,注明胸引瓶更换时间(图3-1-5),每48 h更换。

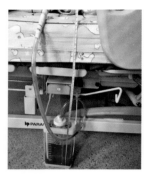 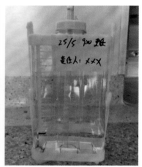

图3-1-4　固定胸引瓶　　　图3-1-5　标记

8. 观察记录引流液颜色、性状、引流量,并将更换下的引流瓶进行消毒处理。

【操作后】

脱手套,洗手,记录。

三、胸腔引流管维护要点

1. 引流管长短适宜,过长影响引流通畅,过短易造成引流瓶内液体反流胸腔及影响患儿床上活动,引流瓶水平应低于胸部平面60 cm。

2. 引流管勿受压、扭曲,多个连接处接触应紧密,避免漏气或脱落。

3. 正确有效地挤压引流管。每1～2 h向引流管方向挤压引流管1次,挤压时观察水封瓶内液面是否随呼吸运动而波动。挤压方法:徒手挤压法,即护士用一只手于近皮肤处捏紧引流管,另一只手顺引流管向下挤压而产生负压,然后交替松开双手,反复进行,可借管腔内产生的负压吸出积血。

4. 注意观察胸腔引流液量、颜色性状。一般术后24 h内为鲜红色血性液体,引流量＜4 mL/(kg·h),以后逐渐变成淡红色,量也逐渐减少。心脏术后早期或在短时间内引流液量超过4 mL/(kg·h),应重点观察患儿有无心动过速、中心静脉压增高、血压下降、脉压减小、尿量减少、面色灰白、发绀、气急等心脏压塞症状,若有应立即通知医生,必要时床旁开胸止血。

四、并发症识别及处理

脱管或衔接处松脱

【临床表现】

胸腔闭式引流瓶与管道各衔接处可见松脱或胸引管直接从置管部位滑出,患儿可有胸闷、气促、呼吸不畅、面色发白、呼吸音减弱等症状,部分患儿也可无症状。

【预防与处理措施】

1. 置管后各班护士加强巡视,告知家属配合,翻身与活动时注意防止拖拽。

2. 一旦出现脱管,应立即用手捏闭伤口处皮肤,消毒处理后用敷贴封闭伤口,并立即通知医生,必要时协助重新置管。

3. 若衔接处松脱,应立即双钳夹闭近胸腔处导管,并通知医生后重新连接。

4. 及时听诊双肺呼吸音,复查床旁X线片,护士加强对呼吸、心率、面色观察,年长儿认真倾听主诉并记录。

五、注意事项

1. 严格执行无菌操作，保持引流通畅，每48 h更换无菌引流瓶1次，如装置出现污染、漏气等情况需及时更换。

2. 鼓励患儿深呼吸，利于胸内气体排出，防止肺不张。

3. 复查X线胸片确定肺复张时，需夹闭引流管24 h。

4. 夹管期间注意观察患儿有无呼吸困难、双肺呼吸音是否对称。

5. 拔管指征（视疾病而异）：引流量逐渐减少，一般心外术后48 h，引流量＜4 mL/（kg·h）可考虑拔管；水柱波动在0.2～0.5 cmH$_2$O以内或不动，胸片示肺扩张良好者。

6. 拔管后仍需观察患儿有无呼吸急促、呼吸困难、血氧饱和度是否下降，有无其他不适，听诊双肺呼吸音变化。

第二节　导尿管

一、概述

（一）概念

导尿术是指在严格的无菌技术操作下，用无菌导尿管通过尿道口，经由尿道插入患儿膀胱内的技术，以帮助患儿引流出尿液或行膀胱冲洗，是临床工作中一项基本的临床护理操作技术之一，包括留置尿管和非留置导尿两种。

（二）目的

1. 无法进行自主排尿的患儿，为尿潴留患儿引流尿液,以减轻痛苦。

2. 抢救危重、休克患儿时,准确记录尿量,测尿比重,以便观察病情。

3. 为腹盆腔手术排空膀胱,避免术中误伤。

4. 某些泌尿系统手术后的患儿留置导尿管,便于引流和冲洗,并减轻手术切口的张力,促进切口愈合。

5. 尿失禁或会阴部有伤口的患儿引流尿液,保持会阴部清洁干燥。

6. 协助临床诊断,如尿细菌培养,测量膀胱压力及检查残余尿液等。

（三）适应证

1. 各种原因引起的尿潴留。

2. 膀胱药物治疗或膀胱冲洗。

3. 大型手术前导尿,方便术中尿量观察,防止术中膀胱过度充盈。

4. 尿动力学检查、膀胱测压。

5. 膀胱注水试验,判断有无膀胱破裂。

（四）禁忌证

1. 急性尿道炎、急性前列腺炎、附睾炎。

2. 儿童月经期。

3. 骨盆骨折、尿道狭窄,导尿管无法插入的患儿。

二、操作流程

（一）执行者

由注册护士执行。

（二）患儿评估

评估患儿的年龄、病情、临床诊断、导尿的目的、意识状态、生命体征、合作程度、心理状况、生活自理能力、膀胱充盈程度及会阴部皮肤黏膜情况。

（三）用物准备

1. 护士准备：着装整洁、修剪指甲、洗手、戴口罩。

2. 用物准备：治疗车上层备一次性导尿包（消毒液棉球袋、镊子、纱布、手套、洞巾、弯盘2个、气囊导尿管、润滑油棉球袋、小方纱、集尿袋等）、手消毒剂、一次性中单、生理盐水、胶布、软皮尺、生活垃圾筒和医疗垃圾筒（图3-2-1）。

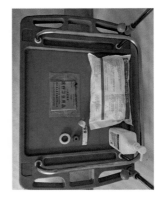

图3-2-1　用物准备

（四）操作步骤

【操作前】

1. 再次确认患儿身份，告知患儿及家属操作目的、方法、注意事项及配合要点。

2. 携用物至患儿床旁，提供遮挡，注意保护患儿隐私。

【操作中】

1. 女性患儿

（1）协助患儿清洗外阴。

（2）协助患儿取仰卧屈膝位，双腿略向外展，脱去对侧裤腿盖在近侧大腿上，对侧大腿用毛巾遮盖，暴露会阴

（图3-2-2）。

（3）将一次性尿垫垫于患儿臀下，弯盘置于近会阴处，消毒双手，核对检查并打开导尿包，用无菌持物镊，取消毒棉球，置于患儿两腿间弯盘内。

（4）戴一次性清洁手套。

（5）用无菌持物镊夹取消毒棉球擦洗会阴：一手持持物镊夹取消毒棉球初步消毒阴阜、大阴唇，另一手分开大阴唇（图3-2-3），消毒小阴唇及尿道口。污棉球置于弯盘内，消毒完毕脱下手套，将弯盘移走。

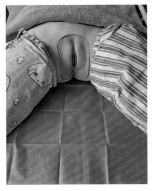
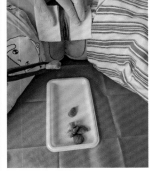

图3-2-2　仰卧屈膝位　　　　图3-2-3　消毒

（6）选择合适尿管：评估尿道口选择合适尿管，一般2岁以下患儿选F6，2～5岁选F6～F8，5～10岁患儿选F8～F10，10岁以上患儿选F10～F12；并向气囊内注水，测试尿管完好性。

（7）铺无菌巾：手部消毒，在患儿双腿间打开导尿包，戴无菌手套，铺洞巾。

（8）再次消毒：自上而下，由内向外，消毒顺序为尿道口—对侧小阴唇—近侧小阴唇—尿道口，消毒尿道口时停

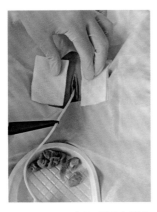

图3-2-4 插尿管(女性)

留片刻,充分发挥消毒液作用,每个棉球限用一次。

(9)按操作顺序整理好用物,润滑尿管前段,根据需要,将尿管和集尿袋的引流管连接。

(10)插入尿管:更换无菌持物镊,夹取尿管对准尿道口轻轻插入尿道(图3-2-4)。插入尿管时嘱患儿张口呼吸,可使患儿肌肉和尿道括约肌松弛,有助于插管,见尿液流出后再往里送2～3 cm左右松开固定小阴唇的手,抽出导丝,向水囊内注水,注水量根据尿管的型号选择,通常为6F尿管2 mL,8F、10F、12F尿管3 mL,固定尿管。

2. 男性患儿

(1)协助患儿取仰卧屈膝位,双腿略向外展,脱去对侧裤腿盖在近侧大腿上,对侧大腿用毛巾遮盖,暴露会阴。

(2)消毒:一只手持持物镊夹取消毒棉球初步消毒阴阜、阴茎、阴囊,另一只手用无菌纱布裹住阴茎将包皮向后推露出尿道口(图3-2-5),尿道口向外向后旋转擦拭尿道口、龟头及冠状沟。污棉球置于弯盘内,消毒完毕,脱下手套,将弯盘移走。

(3)选择合适尿管:评估尿道口选择合适尿管,一般2岁以下患儿选F6,2～5岁选F6～F8,5～10岁患儿选F8～F10,10岁

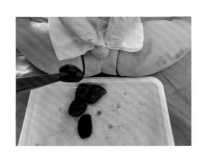

图3-2-5 消毒

以上患儿选F10～F12,并向气囊内注水,测试尿管完好性。

（4）铺无菌巾：手部消毒,在患儿双腿间打开导尿包,戴无菌手套,铺洞巾。

（5）再次消毒：一只手用纱布包住阴茎将包皮向后退露出尿道口,另一只手持无菌持物镊再次消毒,自尿道口向外向后旋转擦拭尿道口、龟头及冠状沟。

（6）插尿管：一只手用纱布包住阴茎固定并提起,使之与腹壁呈60°角,另一只手更换无菌持物镊,夹取尿管对准尿道口轻轻插入尿道（图3-2-6）,见尿液流出后再往里送2～3 cm左右,抽出导丝,向水囊内注水,将尿液引流至集尿袋里面。

3. 固定：测量尿管外露长度,将尿管固定于患儿大腿中上段,注意不能牵拉（图3-2-7）。

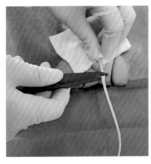
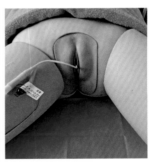

图3-2-6　插尿管（男性）　　图3-2-7　固定

【操作后】

1. 脱去手套,手部消毒,擦洗外阴,协助患儿穿裤,安置舒适体位。

2. 若为留置导尿的患儿导尿,应向患儿及家属宣教留置导管的相关注意事项。

3. 记录导尿的时间、导出尿量、患儿的情况及反应。

三、导尿管维护要点

1. 妥善固定尿管,确保引流通畅。

2. 引流袋位置低于患儿耻骨联合部,防牵拉、防反流、防拔管。

3. 每日用碘伏对患儿的会阴、尿道口、尿管近端5 cm、尿管与引流袋接头部位进行消毒,每日2次。

4. 使用个人专用尿液收集容器,戴一次性手套清空尿液,避免集尿袋的出口触碰到收集容器内壁。

5. 正确留取尿标本:更换集尿袋,消毒集尿袋出口2次后,先放部分尿液冲洗出口,再留取小便常规,最后留取尿培养标本。

6. 保持集尿系统的密闭性,不轻易打开接口。

7. 维护导尿管时,严格执行"手卫生"。

8. 患儿活动或搬运时夹闭引流管,防止尿液逆流。

四、并发症识别及处理

（一）尿道黏膜损伤

【临床表现】

尿道外口出血,有时伴有血块;尿道内疼痛,排尿时加重,伴局部压痛,部分患儿有排尿困难甚至发生尿潴留,严重损伤时,可有会阴血肿、尿外渗,甚至直肠瘘,并发感染时出现尿道流脓或尿道周围脓肿。

【处理措施】

1. 插管前常规润滑导尿管,操作时手法轻柔,插入速度要缓慢,切忌强行插管。

2. 选择粗细合适,质地软的导尿管。

3. 插管时延长插入长度,见尿液流出后继续前进 2～3 cm,充液后再轻轻拉至有阻力感处,这样可避免导尿管末端进入膀胱,球囊充液膨胀而压迫膀胱黏膜,损伤后尿道。

4. 导尿所致的黏膜损伤,轻者无须处理或经止血镇痛等对症治疗即可痊愈,偶有严重损伤者,需要尿路改道、尿道修补等手术治疗。

(二)尿路感染

【临床表现】

主要症状为尿频、尿急、尿痛,当感染累及上尿道时可有寒战、发热、尿道口可有脓性分泌物,尿液检查可有红细胞、白细胞,细菌培养可见阳性结果。

【处理措施】

1. 严格无菌操作,动作轻柔,避免损伤尿道黏膜。

2. 保持会阴部清洁,每次大便后应清洗会阴和尿道口。

3. 鼓励患儿多饮水,无特殊禁忌时,每天饮水量在 2 000 mL 以上。

4. 尽量避免留置导尿管,必须要留置时,尽量缩短留置时间,若要长时间留置,可采取耻骨上经皮穿刺置入导尿管或行膀胱造瘘。

5. 对长期留置导尿管的患儿应定时夹管开放,训练膀胱的功能,引流装置低于膀胱位置,也可使用防逆流的储尿器,防止尿液逆流。

6. 当尿路感染发生时,必须尽可能拔出导尿管,并根据病情采用合适抗菌药物进行治疗。

（三）尿道出血、血尿

【临床表现】

尿道疼痛，尿液外观为洗肉水样或有血凝块从尿道流出或滴出。

【处理措施】

1. 长期留置导尿的患儿，应间断放尿，以减少导尿管对膀胱的刺激。

2. 注水量根据尿管的型号，选择6F尿管2 mL，8F、10F、12F尿管3 mL。

3. 防止牵拉变形进入尿道，引流管应留出足够翻身的长度，防止翻身时过于牵拉导尿管，导致尿道口内附近黏膜及肌肉损伤。

4. 定期更换导尿管和集尿袋，并行膀胱冲洗及使用抗菌药物以预防感染。

5. 凝血机制严重障碍的患儿，导尿前应尽量予以纠正凝血功能。

6. 插导尿管后，放尿不易过快，第一次放尿不超过1 000 mL。

7. 导尿所致的尿道出血几乎都发生在尿道黏膜损伤的基础上，故所有防止尿道黏膜损伤的措施均适合于防止尿道出血。

8. 镜下血尿一般不需要特殊处理，如血尿较为严重，可适当使用止血药。

（四）尿潴留

【临床表现】

患儿有尿液但无法排除，严重时下腹疼痛难忍，膀胱明显充盈胀大。

【处理措施】

1. 长期留置导尿管的患儿,采用个体化放尿的方法(根据患儿的尿意和膀胱充盈程度决定放尿时间),并尽可能早地拔出导尿管。

2. 对于留置导尿的患儿,除观察尿色尿量外,还应定时检查患儿膀胱区有无膨胀情况。

3. 手术后早期下床,提供排尿环境,听流水声,用温水冲洗外阴部或小腹部、热敷按摩,若患儿2周后仍有尿潴留,可用氯贝胆碱、酚苄明等药物治疗,经上述措施仍无法解决需再次导尿或重新留置导尿管。

(五)导尿管拔出困难

【临床表现】

抽不出气囊内液体、拔出导管时患儿感觉尿道疼痛,常规方法不能拔出导尿管。

【处理措施】

1. 选择合适的导尿管,导尿前认真检查气囊的注、排气情况,尽量让患儿多饮水,每次放尿前按摩下腹部或让患儿翻身,使沉渣浮起利于排除。

2. 气囊腔堵塞导致尿管不能拔出可由泌尿科医生于尿道口处剪断导尿管,如气囊腔堵塞位于尿道口以外的尿道段,气囊内的水流出,即可拔出,用指压迫气囊,有助于排尽气囊内的水;如气囊腔只能注入而不能回抽,可强行注水胀破气囊,或在超声引导下行耻骨上膀胱穿刺,用细针刺破气囊,拔出导尿管;亦可以用输尿管导管内置导丝经气囊导管插入刺破气囊,拔出导尿管;对于精神过度紧张患儿,要稳定患儿情绪,适当给予镇静剂,使患儿尽量放松,或给予阿托品解除平滑肌痉挛,再尝试拔管。

五、注意事项

1. 严格执行无菌技术操作原则和查对制度。

2. 操作过程中注意保护患儿隐私,采取适当的保暖措施,防止患儿着凉。

3. 为膀胱高度膨胀、极度虚弱及尿潴留患儿放尿时,第一次放尿不得超过 1 000 mL。大量放尿可使腹腔内压急剧下降,血液大量滞留在腹腔内,导致血压下降而虚脱,另外膀胱内压突然降低,还可导致膀胱黏膜急剧充血,发生血尿。

4. 为避免损伤和导致泌尿系统的感染,必须掌握男性患儿和女性患儿尿道的解剖特点。

5. 将集尿袋妥善固定在低于膀胱位置的高度,引流袋要留出足够的长度,防止因翻身牵拉,损伤尿道黏膜组织或使尿管脱出。

第三节　经鼻胃管

一、概述

（一）概念

经鼻胃管指将胃管经一侧鼻腔插入胃内,用以胃肠减压或从管内灌注流质食物、营养液、药物和水分,从而达到治疗目的的管道。

（二）目的

确保有效胃肠减压或经管道灌注需要的营养物质及药物。

（三）适应证

急性胃扩张；上消化道穿孔或胃肠道有梗阻；急腹症有明显胀气者或较大的腹部手术前等；昏迷患儿或不能经口进食者，如口腔疾患、口腔和咽喉手术后的患儿；不能张口的患儿，如破伤风患儿；早产儿和病情危重的患儿以及拒绝进食的患儿；服毒自杀或误食中毒需洗胃患儿。

（四）禁忌证

鼻咽部有癌肿或急性炎症的患儿；食管静脉曲张；上消化道出血；胃炎；鼻炎阻塞；食管、贲门狭窄或梗阻；吞食腐蚀性药物的患儿。

二、操作流程

（一）执行者

由注册护士执行。

（二）患儿评估

1. 评估患儿年龄、病情、意识、心理状态及合作程度。

2. 向患儿及家属解释操作的目的、过程及操作中配合方法。

3. 评估胃管的位置（鼻翼处或口角处胃管的刻度），确定胃管是否在胃内，评估上一次鼻饲时间和鼻饲液量；鼻饲液间隔时间不少于2 h。

4. 评估患儿有无呕心、呕吐、腹胀、腹痛,若有不适,报告医生处理。

5. 需要吸痰患儿在鼻饲前先吸痰。

（三）用物准备

护士自身准备：衣帽整洁、修剪指甲、洗手、戴口罩。

用物准备：治疗车、治疗盘、鼻饲流质（38～40℃）、温开水适量、一次性50 mL注射器、20 mL注射器、10 mL注射器、水温计、听诊器、止血钳、一次性治疗巾、无菌纱布、皮筋、手部消毒液、锐器盒、生活垃圾筒、医用垃圾筒。

（四）操作步骤

【操作前】

床旁确认患儿身份信息,告知患儿及家属操作目的和配合事项。

【操作中】

1. 体位：清醒患儿取半坐位或坐位,无法坐起者取右侧卧位,昏迷患儿取去枕平卧位,头向后仰。

2. 将治疗巾围于患儿颌下,将治疗盘置于颌旁治疗巾上。

3. 确认胃管是否在胃内（图3-3-1～图3-3-3）。

4. 确定胃管在胃内后,用止血钳夹闭胃管末端,用注射器抽取少量温开水,与胃管末端连接,冲洗胃管,防止堵塞（图3-3-4）。

5. 准备鼻饲液：用水温计测量鼻饲液温度,用一次性50 mL注射器抽取所需剂量的鼻饲液,与胃管末端连接,松

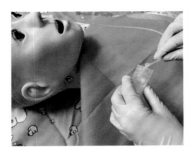

图3-3-1　是否有气泡溢出

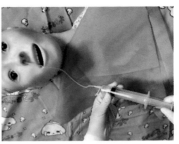

图3-3-2　回抽胃内容物

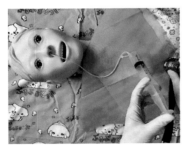

图3-3-3　听气过水声

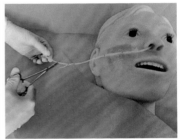

图3-3-4　用止血钳夹闭胃管末端

开止血钳。

6. 注入鼻饲液：鼻饲时，不宜推注，应撤去注射器活塞，将注射器连接胃管，将鼻饲液注入空针筒内以自然重力灌入胃内（图3-3-5）。

7. 一次鼻饲液量不超过200 mL；时间间隔不少于2 h。

8. 鼻饲过程中注意观察患儿的反应。

9. 鼻饲液应新鲜配制，保存于4℃以下的冰箱内，

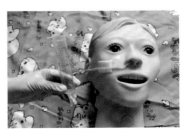

图3-3-5　自然重力注入

24 h用完,防止细菌感染。

10. 冲净胃管:再次抽取少量温开水,与胃管末端连接,松开止血钳,注入温开水以脉冲式方法冲净胃管,夹闭止血钳,塞紧胃管管塞,胃管头端用无菌纱布反折包裹,用皮筋缠绕,松开止血钳(图3-3-6~图3-3-7)。

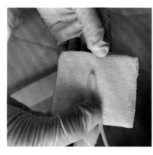 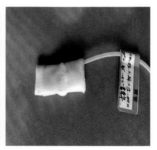

图3-3-6 胃管头端用无菌 图3-3-7 包裹后,用皮筋
纱布反折包裹 缠绕

【操作后】

1. 长期鼻饲者应每天进行2次口腔护理,定期更换胃管,普通胃管每周更换1次,硅胶胃管每月更换1次。

2. 清洁患儿面部,安置体位,整理床单位,交代注意事项。

3. 整理用物,洗手,记录(鼻饲液名称、时间与量)。

三、经鼻胃管维护要点

1. 每日晨间护理时测量胃管长度,用生理盐水棉签清理鼻腔,温毛巾擦鼻翼、脸部后更换胶布。观察患儿鼻腔情况,如有脓性分泌物或局部红肿疼痛较明显时,立即更换胃管至对侧或拔出胃管,正确使用黏膜保护剂和抗生素。

2. 保持鼻饲管患儿口腔护理,做好口腔护理,每日2次。

3. 每次鼻饲前需确认胃管是否在胃内,将床头抬高＞30°,以预防反流,充分评估患儿呼吸道情况,先吸痰后再进行鼻饲,鼻饲后应保持该体位30～60 min。

4. 鼻饲前应回抽胃管,了解有无胃潴留。

5. 鼻饲时严格遵守无菌原则及鼻饲饮食配制原则。

四、并发症识别及处理

（一）鼻、咽、食管黏膜损伤和出血

【临床表现】

咽部不适、疼痛、吞咽困难、鼻腔流出血性液体,部分患儿出现感染症状。

【处理措施】

1. 对长期留置胃管者,因选择硅胶胃管,质地软,管径小,可减少插管对黏膜的损伤。

2. 长期留置胃管者,每天用液状石蜡油或香油滴鼻,防止鼻黏膜干燥糜烂。

3. 按时更换胃管,每日2次口腔护理,保持口腔湿润、清洁。

4. 鼻腔黏膜出血较多时,可遵医嘱用冰盐水冷敷鼻部或用去甲肾上腺素纱条填塞止血,咽部黏膜损伤可雾化吸入地塞米松、庆大霉素等每日2次,每次20 min,以减轻黏膜充血水肿,食管黏膜损伤出血可给抑酸、保护胃黏膜药物。

（二）误吸

【临床表现】

鼻饲过程中,患儿突然出现呛咳、气喘、呼吸困难,心动过速、咳出或经气管吸出鼻饲液。

【处理措施】

1. 选用管径适宜的胃管,将鼻饲液匀速滴入。

2. 昏迷患儿翻身应在鼻饲前进行,以免胃受到机械性刺激导致食物反流引起误吸。

3. 对危重患儿,进行鼻饲前应先吸尽气道内的痰液,鼻饲前和鼻饲后取半卧位,防止食物反流引起误吸。

4. 误吸发生后,立即停止鼻饲,取头低右侧卧位,吸出气道内误吸物,气管切开者可经气管套管内吸引,有肺部感染迹象者及时使用抗生素。

(三)腹泻

【临床表现】

患儿大便次数增多,部分排水样便,伴或不伴腹痛,肠鸣音亢进。

【处理措施】

1. 鼻饲液配置过程中防止污染,每日配置当日量,妥善保存,食物及容器每日煮沸灭菌后使用。

2. 鼻饲液温度38～40℃最合适,同时,注意鼻饲液浓度、进食量及进食速度,一般浓度由低到高,进食量由少到多,进食速度由慢到快。

3. 对于肠道菌群失调者,口服乳酸菌制剂;肠道真菌感染者,给予抗真菌药物对症治疗;严重腹泻无法控制时可暂停鼻饲。频繁腹泻者,应注意保持肛门皮肤清洁、干燥,防止皮肤溃烂。

(四)胃出血

【临床表现】

轻者可从胃管内抽出少量鲜血;出血量多时呈陈旧性

咖啡性血液；严重可有血压下降、脉搏细速等出血休克表现。

【处理措施】

1. 重型颅脑型损伤患儿可预防性使用抑酸药物，鼻饲时间不宜过长。

2. 鼻饲前抽吸胃液力量要适当。

3. 牢固固定胃管，对于躁动不安的患儿可遵医嘱适当使用镇静剂。

（五）胃潴留

【临床表现】

胃胀可抽出潴留液，严重者可引起胃食管反流。

【处理措施】

1. 定时定量鼻饲，每次鼻饲量不超过200 mL，间隔时间≥2 h。

2. 每次鼻饲完协助患儿取半卧位，防止食物反流。

3. 病情许可的条件下鼓励患儿多活动，卧床者可增加翻身次数，以促进胃肠功能恢复，并能依靠重力作用加快胃排空，预防和减少胃潴留。

五、注意事项

1. 严格执行无菌技术操作原则和查对制度。

2. 操作过程中注意保护患儿隐私，采取适当的保暖措施，防止患儿着凉。

3. 鼻饲前充分评估呼吸道情况，预防误吸，如出现误吸，应尽快吸出呼吸道分泌物并抽出胃内容物。

4. 根据患儿情况调整好"三度"，即鼻饲液的浓度、温度（38～40℃）与推注速度。

第四节 经鼻肠管

一、概述

（一）概念

经鼻肠管指将肠管经一侧鼻腔插入肠内,用以胃肠减压或从管内灌注流质食物、营养液、药物和水分,从而达到治疗目的的管道。

（二）目的

确保胃肠减压或经管道灌注需要的营养物质及药物。

（三）适应证

食道裂孔疝、胃肠道梗阻、昏迷患儿或不能经口进食者;不能张口的患儿,如破伤风患儿等。

（四）禁忌证

鼻咽部有癌肿或急性炎症的患儿;食管静脉曲张;上消化道出血;胃炎;鼻炎阻塞;食管、贲门狭窄或梗阻;吞食腐蚀性药物的患儿。

二、操作流程

（一）执行者

由注册护士执行。

（二）患儿评估

1. 评估患儿年龄、病情，意识、生命体征、既往病史、体重、营养状况、听肠鸣音、签署知情同意书及合作程度。

2. 患儿有无吞咽困难、鼻腔黏膜有无肿胀，鼻中隔偏曲、胃肠道解剖结构的变化。

3. 向患儿及家属解释操作的目的、过程及操作中配合方法。

4. 评估患儿禁食、禁水时间。

5. 评估患儿操作前肠鸣音情况。

（三）用物准备

鼻肠管、治疗车、治疗盘、生理盐水、20 mL注射器、软尺、胶布、弯盘、检查手套、听诊器、pH试纸、止血钳、一次性治疗巾、无菌纱布、管道标识、手部消毒液、锐器盒、生活垃圾筒、医用垃圾筒（图3-4-1）。

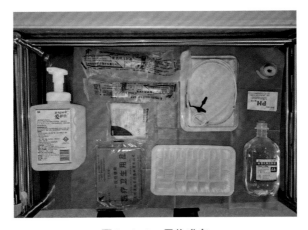

图3-4-1　用物准备

（四）操作步骤

【操作前】

1. 洗手,戴口罩。

2. 床旁确认患儿身份信息,告知患儿及家属操作目的和配合事项。

3. 协助患儿仰卧位,床头抬高30°～45°,无法坐起者取右侧卧位,昏迷患儿取去枕平卧位,头向后仰。

4. 将治疗巾围于患儿颌下,在体表反折至剑突位置,将弯盘置于颌旁。

5. 用软尺测量导管置入长度:发际(或耳垂)—鼻尖—剑突(第1标记)—右肋缘腋中线(第2标记)—肚脐(第3标记)(图3-4-2和图3-4-3)。

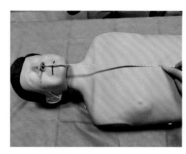 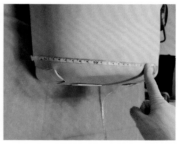

图3-4-2　第1标记处　　　图3-4-3　第2、3标记处

6. 润滑导管:用注射器抽吸生理盐水100 mL注入治疗盘内,并向导管内注入生理盐水20 mL。

7. 戴检查手套。

8. 引导钢丝完全插入鼻肠管内:左手握住鼻肠管的头尾端,将鼻肠管绕圈,握在左手内。右手缓慢送导丝,将导丝完全送入鼻肠管内,使钢丝末端连接柄与鼻肠管连接头固定（图3-4-4）。

9. 用棉签蘸生理盐水湿润鼻腔。

10. 再次核对患儿信息。

【操作中】

1. 按照胃管置管流程将鼻肠管留置到胃部。

2. 确认鼻胃肠管在胃内后，患儿取右侧卧位30°～40°，向管道内注入空气（注气量为10～20 mL/kg），将导管顺时针旋转45°，左手托住鼻肠管，右手缓慢送管，继续插管至第2个标记处，直至继续送管有自动回弹的阻力（图3-4-5），听诊最强音在右肋腹。若最强音非右肋缘：需退管至胃内，改变体位或用注射器向胃内注气再缓慢送管。

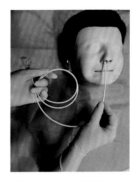

图3-4-4 送管手势

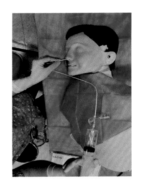

图3-4-5 送管体位

3. 确定鼻肠管在十二指肠：① 最强音位于右肋腹；② 继续送管有自动回弹的阻力；③ 抽吸有黄色清亮胆汁；④ 注水（气）回抽法：若无胆汁或回抽有负压感，可向胃内注气20 mL（非胰腺炎患儿可注水50 mL）后进行回抽，回抽水或空气＜10 mL且回抽时仍有负压可确定。

4. 操作者右手握住距鼻孔10 cm处的导管，将导管以左右45°缓慢旋转推送法送管，送入10 cm后保持并停留5～10 s（使导管随着肠蠕动达到每次有效送管2 cm以上，避免导管立即回弹），抖动导管或用食指轻拍导管，促进盘旋于胃内的导管回弹。直至送管至第3标记，听诊最强音在左肋缘。

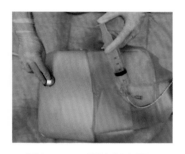

图3-4-6 听诊剑突下

5. 确定鼻肠管在空肠：（1）听诊最强音在左肋腹（剑突下和右肋缘声音较前减弱，脐下可听见最弱音）（图3-4-6和图3-4-7）；（2）抽吸有黄色肠液，若抽不出肠液，可注水20 mL后抽吸肠液对比pH试纸（图3-3-8）。

6. 松开引导钢丝与鼻肠管的接口，左手继续缓慢送管至胃内，右手稍用力缓慢拔出导丝，在鼻部和脸颊处固定导管，粘贴鼻肠管标识（图3-4-9）。

7. 判断导管末端位置：行腹部X线检查（图3-4-10）。

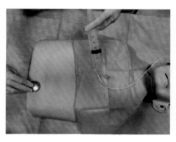

图3-4-7 听诊右肋缘

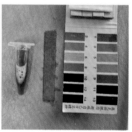

图3-4-8 肠液pH值

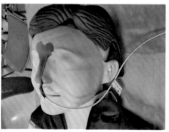

图3-4-9 固定方法

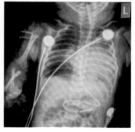

图3-4-10 放射显影

【操作后】

1. 保存导丝：将引导钢丝盘旋于螺旋形鼻肠管的外包装盒内后，注明患儿基本信息及时间，告知患儿及家属妥善保管，备用。

2. 脱手套、洗手。

3. 再次核对患儿信息。

4. 询问患儿感受，协助患儿取舒适卧位。

5. 整理用物。

三、经鼻肠管维护要点

1. 每4～8 h用30 mL温开水脉冲式冲管，防止堵塞。

2. 口服药物尽量选液体，片剂要充分研碎，注意药物的配伍禁忌。

3. 胃肠道功能减退、反流性疾病的患儿行肠内营养时需使用营养泵持续输注。

4. 对于机械通气的患儿为预防误吸的发生，可以行鼻肠管肠内营养联合胃管间歇胃肠减压。

5. 鼻肠管导致腹泻的发生率高于胃管，在营养支持治疗时，要遵循循序渐进的原则，并注意输注的温度。

6. 鼻肠管3～6个月需更换1次。

四、并发症识别及处理

（一）留置营养导管移位、脱位

【临床表现】

营养管外露长度改变，胃肠减压引流液颜色性状及量发生改变。

【处理措施】

每次使用营养导管前，认真评估导管留置是否在理想位置，检查导管的插入深度。定期检查固定营养导管的胶布，如有松动及时更换。

（二）营养导管阻塞

【临床表现】

营养液滴入不畅或推注有阻力。

【处理措施】

1. 如被胃黏液阻塞或紧贴胃壁，可调整患儿体位或用少量温生理盐水冲洗导管。

2. 饲前后均应用25～50 mL温水冲洗导管，防止管道堵塞。

3. 续营养泵维持的肠内营养，需4～8 h温水冲管1次。

4. 饲给药时应先碾碎，完全溶解后注入。

（三）胃食管反流与误吸

【临床表现】

1. 在鼻饲过程中，患儿出现呛咳、气喘、心动过速、呼吸困难。

2. 经口鼻腔或经气管吸出鼻饲液。

3. 吸入性肺炎患儿，体温升高、咳嗽，肺部可闻及湿啰音和水泡音。

4. 胸部X线片有渗出病灶或肺不张。

【处理措施】

1. 选用管径适宜的营养导管，每次喂养前检查导管位置,坚持匀速、限速滴注的原则给予营养液注入。

2. 肠内营养前后0.5 h内尽量避免吸痰及翻身等操作。肠内营养液定时灌注者前后0.5 h内保持床头抬高30°~45°,连续输注若无禁忌证尽量保持床头抬高>30°。

3. 昏迷患儿翻身应在管饲前进行,危重患儿鼻饲前应吸净气道内痰液,以免鼻饲后吸痰憋气使腹内压增高引起反流。

4. 每次肠内营养输注前0.5 h辅以胃肠动力药,促进胃的排空及肠蠕动。

5. 发生误吸后,立即停止鼻饲,取头低右侧卧位,吸出气道内误吸物,气管切开者可经气管套管内吸引。

（四）腹泻

【临床表现】

大便次数增多,部分出现排水样便。伴或不伴有腹痛、肠鸣音亢进。

【处理措施】

1. 询问饮食史,对饮用牛奶、豆浆等易致腹泻者,要慎用含牛奶、豆浆的鼻饲液。

2. 鼻饲液配制过程中应防止污染,每天配制当日量,并置于4℃冰箱内保存,食物及容器应每天灭菌后使用。

3. 鼻饲液温度以37~42℃最为适宜。室温较低时,有条件可使用加温器以保持适宜的温度。

4. 肠内给予的营养液遵循"浓度由低到高,剂量由少到多"的原则,直到满足患儿的营养需求为宜,尽量使用接近正常体液渗透压的溶液。

5. 评估腹泻的原因。菌群失调患儿,可口服乳酸菌制剂；有肠道真菌感染者，给予抗真菌药物；严重腹泻无法控制时可暂停喂食。频繁腹泻者，保持肛门皮肤清洁、干燥，防止皮肤溃烂。

（五）血糖异常

【临床表现】

高血糖症表现为餐后血糖高于正常值。低血糖症可出现出汗、头晕、恶心、呕吐、心动过速等。

【处理措施】

1. 鼻饲配方尽量不加糖或由营养师配制。

2. 为避免低血糖的发生，应缓慢停用要素饮食。

3. 对高血糖症患儿可补给胰岛素或改用低糖饮食，也可注入降糖药，同时加强血糖监测。

4. 一旦发生低血糖，按低血糖处理流程处理。

五、注意事项

1. 严格执行无菌技术操作原则和查对制度。

2. 操作过程中注意保护患儿隐私，采取适当的保暖措施，防止患儿着凉。

3. 鼻肠管整个置入过程动作应轻柔，匀速缓慢。随患儿呼吸缓慢进管，过幽门时有突破感。如阻力明显增加，不应盲目用力进管。

4. 置管困难可辅助使用注水、注气、双导丝等方法。

5. 气管插管或气管切开置管前可将气囊抽出后再次置管。

第五节　腹腔/盆腔引流管

一、概述

（一）概述

腹腔/盆腔引流管是指在腹腔和盆腔内放置一引流管,将腹腔/盆腔内的积液、积气、积血、积脓、坏死组织、异物和瘘口引流物引流至体外的一种体外流,也可为了避免切口过早封闭而放置腹腔引流管,一般在渗出最多处、位置较低处放置。

（二）目的

帮助腹腔和盆腔内需要引流的物质有效引流至体外。

（三）适应证

1. 坏死病灶未能彻底清除或有大量坏死组织无法清除。
2. 为预防消化道穿孔修补等术后发生渗漏。
3. 手术部位有较多渗液或渗血。
4. 已形成局限性脓肿。

（四）禁忌证

无绝对禁忌证,相对禁忌证为严重广泛腹膜粘连者、精神异常或不能配合者。

二、操作流程

（一）执行者

由注册护士执行。

（二）患儿评估

1. 评估患儿年龄、病情，意识、心理状态及合作程度。
2. 向患儿及家属解释操作的目的、过程及配合方法。
3. 评估引流管的位置和数量。

（三）用物准备

1. 护士自身准备：衣帽整洁、修剪指甲、洗手、戴口罩。
2. 用物准备：治疗车、手消毒剂、安尔碘、棉签、一次性治疗巾、一次性引流袋、止血钳2把、一次性清洁手套1副、胶布。

（四）操作步骤

【操作前】
1. 洗手，戴口罩。
2. 床旁确认患儿身份信息，告知患儿及家属操作目的和配合事项，检查用物是否备齐（图3-5-1）。

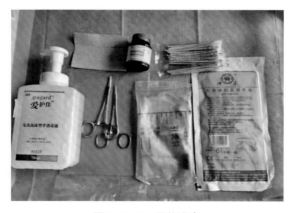

图3-5-1　用物准备

【操作中】

1. 协助患儿取舒适体位,用两把止血钳交叉夹紧患儿引流管,铺一次性治疗巾于引流袋接口处(图3-5-2)。

2. 戴手套,安尔碘棉签消毒引流管接口2次,范围2~3 cm(图3-5-3)。

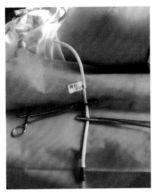 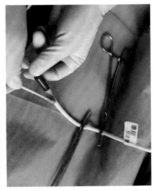

图3-5-2　止血钳交叉夹紧　图3-5-3　引流管接口消毒
　　　　　引流

3. 分离引流袋与引流管。

4. 安尔碘棉签消毒引流管内口2次(图3-5-4)。

5. 接无菌引流袋,然后打开止血钳,并观察引流管是否通畅(每日更换引流袋,引流袋应标记更换日期)(图3-5-5和图3-5-6)。

6. 妥善固定引流管,保持管道的密闭及无菌,标识清楚,防止扭曲、受压、折叠、堵塞等,引流袋的位置始终低于引流部位,

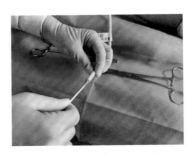

图3-5-4　引流管内口消毒

避免引流液倒流引起逆行性感染,脱手套(图3-5-7,图
3-5-8)。

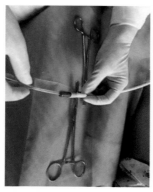
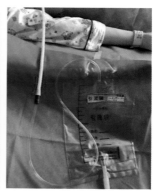

图3-5-5　接引流袋　　　图3-5-6　打开止血钳观察

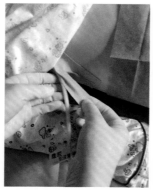
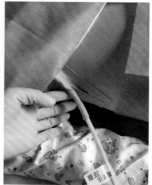

图3-5-7　固定引流管1　　图3-5-8　固定引流管2

【操作后】

1. 协助患儿取舒适体位,交代患儿及家属注意事项,
整理床单位及处理用物。

2. 洗手,记录(引流液的颜色、性状和量)。

三、腹腔／盆腔引流管维护要点

1. 正确固定、标识清晰：二次固定腹腔/盆腔引流管，每次换药和必要时更换胶布，以防患儿翻身、活动时压迫、扭曲和移动管道；同时预防患儿或因护理工作不当引起腹腔与盆腔引流管意外脱落。腹腔/盆腔引流管固定有标识，标有名称及长度。

2. 保持有效引流：根据引流液的黏稠度和橡胶管长度定时挤捏引流管，以观察引流是否通畅。

3. 合理引流体位。

4. 患儿生命体征平稳后取斜坡卧位或半坐卧位，每1～1.5 h变换体位1次利于引流。

5. 准确记录观察引流管。

6. 使用无色透明引流管，便于观察引流液的颜色、性状和量，发现异常及时联系医生。

7. 腹腔/盆腔引流管伤口创面皮肤管理。

8. 腹腔/盆腔引流管皮肤切口处，敷料潮湿、污染应及时更换。如有周围皮肤被侵蚀，用氧化锌软膏涂抹或用无痛保护膜喷在导管周围。

9. 严密监测生命体征。

四、并发症识别及处理

（一）腹腔或盆腔引流管打折

【临床表现】

腹腔或盆腔引流管因引流袋放置不合理以及患儿翻身保护不到位，导致引流液无法引出。

【处理措施】

1. 注意对患儿进行健康教育。

2. 翻身时应保护好腹腔或盆腔引流管。

3. 告知其引流管在腹腔或盆腔引流中的重要性,在护理过程中结合注意事项,获得患儿的合作。

（二）腹腔或盆腔引流管堵塞

【临床表现】

腹腔与盆腔内血块或坏死组织、消化道瘘漏出物等可阻塞腹腔引流管导致引流液无法引出。

【处理措施】

1. 出现引流不畅时,及时清除引流管内的堵塞物,可用挤捏法或冲洗抽吸法。

2. 每周1次更换腹腔或盆腔引流管,有效防止坏死组织等异物堵塞引流管。

3. 引流袋内液体超过2/3时及时更换,可避免引流袋内引流物过多压力增加,影响引流效果。

（三）腹腔或盆腔引流管移位、脱落

【临床表现】

腹腔或盆腔引流管固定不牢固、护理人员操作不当、患儿的管道缺乏保护导致引流管移位、脱落。

【处理措施】

1. 腹腔或盆腔引流管用胶布2次固定腹腔或盆腔引流管。

2. 每次换药时和必要时更换胶布。

3. 引流袋悬挂时留有一定的活动度,以防患儿翻身、活动时压迫、扭曲和移动管道;同时预防因护理工作不当引起引流管意外滑落。

4. 意识障碍或烦躁患儿应适当给予镇静和有效约束，可利用约束手套和约束带将患儿双手保护起来，预防非计划拔管。

（四）腹腔出血

【临床表现】

引流管靠近大血管、引流管与组织摩擦、引流管材质过硬、护理工作不当、换药时移动等均可引起出血。

【处理措施】

妥善固定引流管，适当减少引流管与组织的摩擦。如引流液为淡红色，提示可能为窦道或黏膜组织出血；如遇活动出血，引流液颜色呈鲜红色。腹腔局部可以加压止血，根据医嘱来确定是否要关闭引流管，必要时行手术治疗止血，及时排除腹腔内出血，遵医嘱使用止血药以免出血加重。

五、注意事项

1. 严格执行无菌技术操作原则和查对制度。
2. 严密监测生命体征、准确观察记录引流液。
3. 保持室内环境通风，空气消毒机定时消毒，预防"二重感染"。
4. 严格执行值班交接班制度，保持管道固定通畅。

第四章

生命支持类导管护理

第一节　氧气导管

一、概述

（一）概念

氧气吸入法是通过给患儿吸入高于空气中氧浓度的氧气，来提高患儿肺泡内的氧分压，达到改善组织缺氧目的的一种治疗方法。

（二）目的

1. 纠正各种原因造成的缺氧状态，提高动脉血氧分压（PaO_2）和动脉血氧饱和度（SaO_2），增加动脉血氧含量（CaO_2）。

2. 促进组织的新陈代谢，维持机体生命活动。

（三）适应证

1. 各种原因导致的患儿在呼吸时，动脉血氧分压＜60 mmHg，血氧饱和度＜90%，或者血氧饱和度、氧分压未达到期望值。

2. 心脑血管急症突然出现胸痛、呼吸困难、意识障碍的患儿。

3. 疑有低氧血症的情况。

（四）禁忌证

部分患儿是不能吸氧的，如百草枯中毒时，吸氧会加重其肺间质纤维化的发生，这类强氧化剂中毒的患儿，吸氧是绝对禁忌证。

二、氧气吸入法操作流程

（一）执行者

由注册护士执行。

（二）患儿评估

了解患儿病情，评估患儿呼吸形态、缺氧程度，根据评估情况采用适合的吸氧方式。

（三）用物准备

一次性氧气装置1套，电筒、棉签、鼻导管、面罩、头罩、胶布、10 mL 生理盐水、手消毒剂。停氧备：棉签、手消毒剂、纸巾（图4-1-1）。酌情备氧浓度监测仪、扳手。

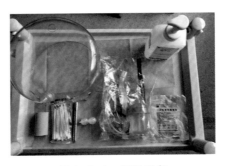

图4-1-1　用物准备

（四）操作流程

【操作前】

1. 确认患儿身份,核对医嘱。

2. 检查鼻腔情况(检查鼻腔有无分泌物堵塞及异常)、颜面部皮肤情况、合作程度。告知患儿及家属以取得配合(图4-1-2)。

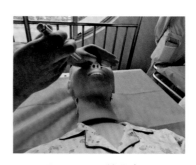

图4-1-2 检查鼻腔

3. 护士准备:洗手,戴口罩。

【操作中】

1. 确认患儿身份信息,评估环境是否安全。

2. 根据年龄及病情选择吸氧方式、氧流量、鼻导管型号。

3. 连接氧气表头、湿化瓶、氧气管(图4-1-3)。确保装置牢固,避免漏气及污染。切实做好四防:防火、防油、防热、防震。

4. 取舒适体位,清洁鼻腔(图4-1-4)。

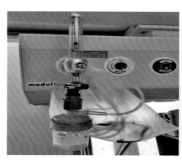

图4-1-3 接氧气装置

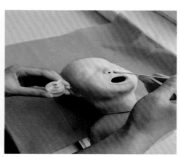

图4-1-4 清洁鼻腔

5. 调节氧流量,并确定导管是否通畅(图4-1-5)。将氧气管放入生理盐水内,看是否有气泡冒出(图4-1-6)。

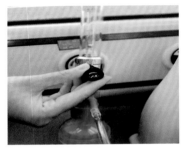
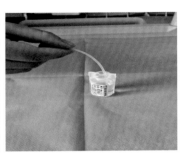

图4-1-5　调节氧流量　　　图4-1-6　检查是否有氧气

6. 根据吸氧方式固定,贴标识。

单侧鼻导管:插入一侧鼻孔(长度为鼻尖至耳垂的1/3),固定于上唇和脸颊部。鼻导管法氧流量为1～2 L/min(图4-1-7和图4-1-8)。

双侧鼻导管:插入双侧鼻孔约1 cm,双侧用胶布固定于脸颊部,导管环绕耳部固定(图4-1-9和图4-1-10)。

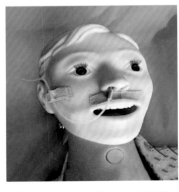
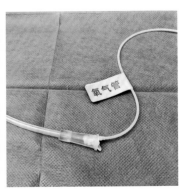

图4-1-7　固定于上唇和脸颊　　　图4-1-8　贴管道标识

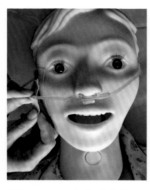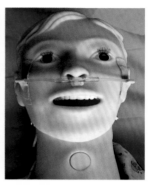

图4-1-9　高举平台固定　图4-1-10　双侧固定于脸颊

　　面罩法：面罩大小适宜，罩住患儿口鼻部，以松紧带固定于头部。面罩法氧流量6～8 L/min（图4-1-11）。

　　头罩法：将患儿头部置于头罩内，氧气管置于头罩的进气孔上（图4-1-12和图4-1-13）。头罩与颈部之间要保持适当的空隙，防止二氧化碳潴留及重复吸入，头罩法氧流量＞5 L/min。

　　箱内吸氧法：氧气管置于箱顶，适当固定。氧浓度控制在25%～40%（图4-1-14）。

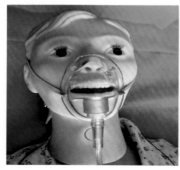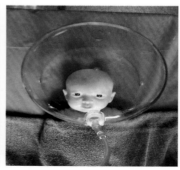

图4-1-11　面罩吸氧　　　　图4-1-12　头罩吸氧

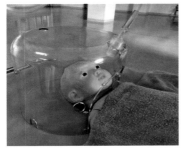

图4-1-13 保持适当空隙

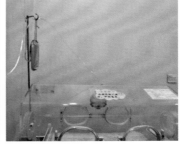

图4-1-14 箱内吸氧

【操作后】

1. 记录吸氧时间及氧流量。

2. 每班检查用氧设备,评估用氧效果,并记录。

3. 使用一次性吸氧装置按说明书要求更换。头罩每日用医用含氯消毒湿巾擦拭消毒一次。

4. 告知患儿及家属强调不能自行调节氧流量,不可自行摘除吸氧装置,使用暖箱或头罩吸氧的早产儿集中操作,以防开启箱、罩时氧浓度剧烈变化。若患儿出现烦哭、鼻咽黏膜干燥、胸闷等情况时,及时告知医护人员。

停氧:

1. 核对医嘱。评估患儿氧疗效果,向患儿及家属解释。

2. 护士洗手、戴口罩,准备用物(图4-1-15)。

3. 核对患儿,观察患儿面色、精神状况、心率、呼吸、氧饱和度等。

4. 移去氧管或头罩、面罩(图4-1-16~图4-1-18)。

5. 整理床单位,协助患儿取舒适卧位。

6. 记录停氧时间、记录患儿情况。

7. 卸下吸氧装置。

8. 整理用物,洗手。

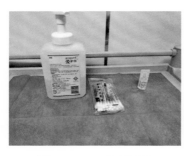

图4-1-15　停氧用物

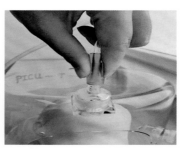

图4-1-16　移去氧管

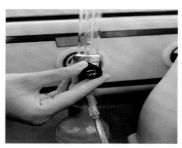

图4-1-17　关闭氧气

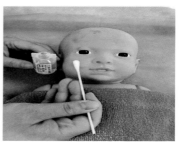

图4-1-18　清理胶布痕迹

三、氧气吸入法的操作要点

1. 严格遵守操作规程,注意用氧安全,切实做好"四防",即防震、防火、防热、防油。

2. 吸氧前应先调节好氧流量,再连接鼻导管等吸氧装置;停氧时应先分离鼻导管等吸氧装置后,再关闭流量表。避免操作失误导致大量气体冲入呼吸道,损伤肺组织。

3. 用氧过程中应观察患儿的生命体征、血氧饱和度、精神状况、皮肤颜色、呼吸方式等有无改善来衡量氧疗效果,还可测定动脉血气,分析判断疗效,选择适当的用氧浓度。

四、并发症识别及处理

（一）呼吸道分泌物干燥

【临床表现】

1. 刺激性咳嗽,无痰或痰液黏稠,不易咳出。

2. 有鼻出血或痰中带血。

【处理措施】

1. 保持氧气瓶内有湿化水,以预防呼吸道黏膜和分泌物干结。

2. 可使用加温加湿吸氧装置。

3. 加强雾化吸入。

（二）呼吸抑制

【临床表现】

1. 呼吸费力、胸闷、烦躁、不能平卧。

2. 呼吸急促,缺氧症状无改善、氧分压下降、发绀、鼻翼扇动等。

3. 呼吸频率、节律及深浅度均发生改变。

【处理措施】

1. 进行低流量、低浓度的控制性给氧,并监测 PaO_2 的变化,维持患儿的 PaO_2 在 60 mmHg 即可。

2. 遵医嘱或根据患儿病情调节氧流量。

3. 及时清除呼吸道分泌物,保持呼吸道通畅。

4. 报告医师,对症处理。

（三）肺不张

【临床表现】

表现为烦躁,呼吸、心率增快,血压上升。继而出现呼吸困难、发绀、昏迷。

【处理措施】

1. 鼓励患儿深呼吸和咳嗽、加强痰液的排出、常改变体位、降低给氧浓度（＜60%）等。

2. 使用呼吸机的患儿可加用呼气末正压通气（PEEP）来预防。

（四）晶状体后纤维组织增生

【临床表现】

视网膜血管收缩，视网膜纤维化，临床上可造成视网膜变性、继发性白内障、青光眼、斜视、弱视，最后出现不可逆的失明。

【处理措施】

1. 新生儿给氧浓度应严格控制在40%以下，并控制吸氧时间。

2. 对于曾长时间高浓度吸氧后出现视力障碍的患儿，定期眼底检查。

3. 报告医师，尽早手术治疗

（五）氧中毒（肺型氧中毒、脑型氧中毒）

【临床表现】

持续吸氧后出现胸骨下不适、疼痛、灼热感，继而出现呼吸增快、恶心、呕吐、烦躁、断续的干咳。

【处理措施】

1. 应尽量避免长时间使用高浓度的氧气。

2. 给氧期间应经常监测动脉血液中的氧分压和氧饱和度，密切观察给氧的效果和副作用。

五、注意事项

1. 严格遵守操作规程,注意用氧安全。
2. 加强巡视,及时观察吸氧效果。

第二节　经口气管插管

一、概述

(一)概念

经口气管插管是指将特定的导管经口腔,经过声门,置入气管内的技术,是抢救呼吸功能障碍患儿及气管内麻醉的重要技术。

(二)目的

1. 维持气道通畅,保证氧气供给。
2. 进行气管内麻醉。
3. 便于气道分泌物的吸引,保持呼吸道通畅。
4. 可进行下气道标本采集。

(三)适应证

1. 自主呼吸突然停止的患儿。
2. 因各种原因引起的呼吸衰竭导致无法满足自身通气和氧供的需要而需有创呼吸机辅助呼吸的患儿。
3. 无法自主清除呼吸道分泌物或有胃内容物反流而导致误吸可能的患儿。
4. 因上呼吸道狭窄、阻塞、损伤、气管食管瘘等影响正常通气的患儿。

（四）禁忌证

无绝对禁忌证，相对禁忌证如下：

1. 有喉头急性炎症，由于插管可以使炎症扩散，需谨慎操作。

2. 喉头严重水肿者，无法行经口气管插管术。

3. 严重凝血功能障碍者，需凝血功能纠正后再进行气管插管。

4. 主动脉瘤位于主动脉弓部位，插管有可能使动脉瘤破裂，需谨慎操作。

二、经口气管插管导管固定流程

（一）执行者

麻醉医生、执业医师、执业护士。

（二）患儿评估

1. 评估患儿的病情、意识、生命体征及合作程度。

2. 评估气管插管的位置、深度、气囊压力、固定部位皮肤情况。

（三）用物准备

胶布、吸引器、复苏球囊、吸氧设备、尺子、气囊测压器、牙垫。

（四）操作步骤

【操作前】

1. 核对患儿身份信息，告知操作目的及注意事项。

2. 评估患儿病情、意识、生命体征及合作程度及气管插管的位置、深度、气囊压力、固定部位皮肤情况。

3. 按用物准备要求准备好用物。

【操作中】

1. 听诊肺部情况，测量气管导管外露长度，经口插管者测量距门齿长度，记录并做标记（图4-2-1）。

2. 监测气管导管气囊的压力，吸净气管及口腔分泌物，对于躁动或不能配合的患儿给予适当约束或应用镇静药。

3. 固定气管插管，将牙垫放置在导管的一端嘱患儿咬住，防止气管导管左右偏移，可在导管两端都放置牙垫（长的那端贴紧舌面放入）（图4-2-2）。

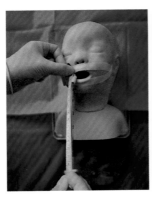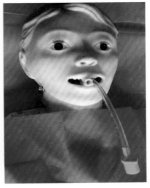

图4-2-1　测量外留长度　　图4-2-2　正确放置牙垫

4. 采用蝶形交叉固定法，先固定气管导管和牙垫，再交叉固定气管导管。在面颊部粘贴透明敷贴，胶布末端固定于面颊透明敷贴上部，剪开端交叉固定在另一面颊处。更换胶布时，注意避免气管插管移位或脱出，注意更换胶布固定的部位，避免损伤皮肤，采取保护措施（图4-2-3和图4-2-4）。

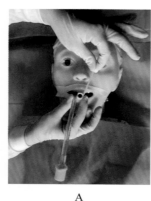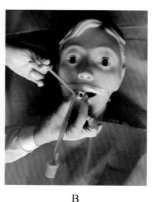

A   B

图4-2-3　固定(带牙垫气管插管固定)(A、B)

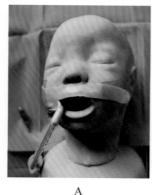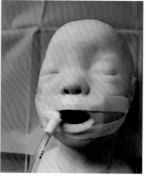

A   B

图4-2-4　固定(无牙垫气管插管固定)(A、B)

【操作后】

1. 固定好气管导管后测量气管导管的气囊压力(图4-2-5),听诊两侧胸廓是否对称,再次测量气管导管外露长度。

2. 调整呼吸机管路的长度及位置,保持头颈部与气管导管活动的一致性。

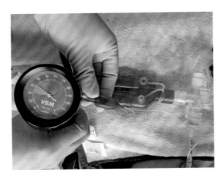

图4-2-5 气囊测压

三、留置导管维护要点

1. 操作前后及每次交班,检查气管导管深度及外露长度,避免气管导管移位或滑脱。观察口腔黏膜、牙齿数量、胶布固定处皮肤情况。

2. 每6～8 h测量气囊压力,保持气囊压力维持在25～30 cmH$_2$O。一般无须放气。

3. 根据患儿痰液情况调整湿化程度,保持气道通畅,按需吸痰,以免形成痰痂阻塞气管导管。

4. 吸痰时严格无菌操作,使用一次性吸痰管,吸痰顺序为先气管内后口腔再鼻腔。观察痰液的颜色、性质、量。

5. 更换固定胶布时,必须两人配合,一人负责更换固定胶布,另一人负责气管插管固定,防止过度牵拉导致导管脱出。

6. 做好口腔护理,预防呼吸机相关性肺炎。

7. 做好患儿的镇静镇痛,根据患儿情况评估是否需要约束,防止非计划性拔管。

四、并发症识别及处理

（一）气管插管意外脱出

【临床表现】

1. 对于依赖于呼吸机的患儿会出现呼吸暂停、血氧饱和度进行性下降、血压、心率下降。

2. 呼吸机报警,呼吸波呈直线,呼吸机提示脱管。

【处理措施】

1. 遵医嘱给予镇静药并观察疗效,适当约束四肢。

2. 对高危患儿加强巡视,防止患儿自行拔管。

3. 护理人员在进行操作时,注意妥善固定气管插管及呼吸机管路,防止牵拉,导致意外脱管。

4. 及时清除患儿口咽部分泌物,保持呼吸道通畅。

5. 根据患儿情况给予吸氧或简易呼吸器通气,必要时放置口咽通气管,监测血气及呼吸情况,做好再次插管的准备。

（二）机械性损伤

喉损伤、气管损伤、气管或食管穿孔、杓状软骨脱位。

【临床表现】

喉损伤最常见,多为喉头水肿,表现为声音嘶哑、吸气性呼吸困难、犬吠样咳嗽。

【处理措施】

1. 插管时动作轻柔,选择合适的气管插管,避免插管过粗。

2. 避免患儿躁动、导管活动度过大。

3. 给予静脉注射地塞米松或甲泼尼龙,局部使用布地奈德雾化吸入。

4. 使用激素静脉输液或局部雾化,若喉梗阻加重时,需再次插管,插管应选择小一号的导管,继续应用肾上腺皮质激素,争取24～48 h内拔管。

(三)堵管

【临床表现】

患儿呼吸困难及缺氧加重、烦躁、两肺呼吸音降低。

【处理措施】

1. 保持管道固定防止受压、扭曲、打折。

2. 加强湿化,定时翻身、拍背、吸痰、防止痰液堵塞。

3. 调整人工气道的位置,解除管道受压、扭曲、打折,保持呼吸管路通畅;抽出套囊气体。

4. 给予气管内滴注0.45%生理盐水或雾化吸入稀释痰液,配合体位引流及拍背,充分吸痰,以解除痰液堵塞。

5. 给予纤支镜进行灌洗治疗,以解除堵塞情况。

6. 如堵管不可解除,配合医生拔除导管。给予气囊加压给氧或吸氧,根据患儿情况,配合医生重新插管。

五、注意事项

1. 插管时动作轻柔熟练,避免黏膜损伤。固定胶布时为无张力粘贴,皮肤娇嫩或有皮损倾向者,可在脸颊胶布粘贴处给予皮肤保护膜或水胶体敷料以保护皮肤。

2. 气管插管成功后,需行X线检查,确保导管位置位于第2、3胸椎水平。

3. 插管时要防止意外发生,备好抢救用物及药物。如出现心脏骤停,立即给予胸外心脏按压。

4. 插管时应充分吸氧并做好监测。

5. 无病情特殊情况下，抬高床头30°～45°，减少反流或误吸。

6. 预防呼吸机相关性肺炎的发生。

第三节　经鼻气管插管

一、概述

（一）概念

气管内插管是气道支持的"金标准"，经鼻气管插管是其中一种插管方式，指在建立人工气道时，操作者将气管导管从鼻腔放入，通过鼻咽到口咽，直至到达气管的方法。

（二）目的

1. 建立人工气道。

2. 为机械通气提供通路。

3. 为肺内分泌物清除提供便利。

（三）适应证

1. 患儿出现气道水肿，或不能维持有效呼吸及SpO_2时。

2. 患儿丧失呕吐、咳嗽或吞咽反射，需提供气道保护时。

（四）禁忌证

禁止用于颅底骨折患儿。

二、经鼻气管插管导管维护流程

（一）执行者

麻醉医生、执业医师、执业护士。

（二）患儿评估

1. 评估患儿的病情、意识、生命体征及合作程度。

2. 评估气管插管的位置、深度、气囊压力、固定部位皮肤情况。

（三）用物准备

胶布、吸引器、复苏囊、吸氧设备、尺子、气囊测压器、适量泡沫敷料。

（四）操作步骤

【操作前】

1. 核对患儿身份信息，告知操作目的及注意事项。

2. 评估患儿病情、意识、生命体征、合作程度及气管插管的位置、深度、气囊压力、固定部位皮肤情况。

3. 按用物准备要求准备用物。

【操作中】

1. 测量气管导管外露长度（测量鼻尖至导管末端长度）记录并做标记（图4-3-1）。

2. 监测气管导管气囊的压力，吸净气管及口腔分泌物，对于躁动或不能配合的患儿给予适当约束或应用镇静药。

3. 固定气管插管，将剪好的U形泡沫敷料放置于气管插管与上唇部之前，防止气管导管左右偏移及上唇部压疮（图4-3-2）。

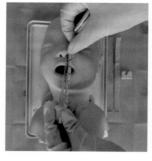
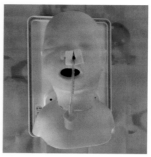

图4-3-1　测量外留长度　图4-3-2　U形泡沫敷料放置

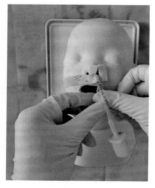

图4-3-3　I形胶布交叉缠绕固定

4. 采用I形胶布交叉缠绕固定法,一根胶布先顺时针缠绕固定气管导管(图4-3-3),另一根胶布再逆时针时针缠绕固定气管导管,最后胶布末端固定于面颊部。

【操作后】

1. 操作后测量气管导管的气囊压力(20~30 mmH$_2$O),观察两侧胸廓是否对称,再次测量气管导管外露长度。

2. 调整呼吸机管路的长度及位置,保持头颈部与气管导管活动的一致性。

三、留置导管维护要点

1. 操作前后,检查气管导管深度及外露长度,避免气管导管移位。

2. 有效固定导管及呼吸机管路,躁动患儿及时应用镇静剂并适当约束,防止过度牵拉导致导管脱出;妥善固定气管导管及呼吸机管路,尽可能保证气管导管位于鼻腔中线位,避免气管导管运动而损伤气管和鼻腔黏膜。

3. 根据痰液的性状,做好气道湿化管理;如有带套囊的导管,每班交接时注意监测气囊压力,无须定时放气。

4. 及时清除呼吸道分泌物,避免堵管,预防呼吸机相关性肺炎(VAP)。

5. 做好基础护理:口鼻腔护理,每日清洁口鼻腔,鼻腔涂红霉素眼膏,润滑鼻腔;做好导管减压,避免鼻腔及上唇部压疮。

6. 更换胶布时,注意避免气管插管移位或脱出,注意更换胶布固定的部位。

四、并发症识别及处理

(一)气管插管意外脱出

【临床表现】

1. 喉部发声。

2. 对于依赖于呼吸机的患儿会出现窒息、血氧饱和度进行性下降、血压心率下降。

3. 呼吸机报警,呼吸波呈直线,呼吸机提示脱管。

【处理措施】

1. 遵医嘱给予镇静药并观察疗效,适当约束四肢。

2. 对高危患儿加强巡视,防止患儿自行拔管。

3. 护理人员在进行操作时,注意妥善固定气管插管及呼吸机管路,防止牵拉,导致意外脱管。

4. 及时清除患儿口咽部分泌物,保持呼吸道通畅。

5. 根据患儿情况立即给予吸氧或简易呼吸器通气,必要时放置口咽通气管,监测血气及呼吸情况,做好再次插管的准备。

（二）机械性损伤

鼻黏膜损伤、鼻窦炎、喉损伤、气道损伤。

【临床表现】

1. 鼻黏膜损伤:多为鼻腔出血,表现为鼻腔活动性出血。

2. 喉损伤:多为喉头水肿,表现为声音嘶哑、吸气性呼吸困难、犬吠样咳嗽。

3. 气道损伤:表现为出血、肉芽增生、气管食管瘘等。

【处理措施】

1. 插管时动作轻柔,选择合适的气管插管,避免插管过粗。

2. 带管过程中,保持导管中立位,合理吸痰,做好气囊护理。

3. 给予适当的镇静镇痛,避免患儿躁动,导管活动度过大。

4. 给予静脉注射地塞米松或甲泼尼龙,局部使用布地奈德雾化吸入。

5. 清洁鼻腔,鼻腔内滴入1%麻黄素溶液收缩血管,日常护理需每日清洁鼻腔,使用红霉素眼膏涂抹在鼻腔前庭,增加润滑作用,防止鼻腔分泌物干结,引起出血、感染及疼痛。

6. 使用激素静脉输液或局部雾化,若喉梗阻加重时,需再次插管,插管应选择小一号的导管,继续应用肾上腺皮质激素,争取24～48 h内拔管。

（三）堵管

【临床表现】

患儿呼吸困难及缺氧加重、烦躁、两肺呼吸音降低。

【处理措施】

1. 保持管道固定防止受压、扭曲、打折。

2. 加强湿化,定时翻身、拍背、吸痰、防止痰液堵塞。

3. 调整人工气道的位置,解除管道受压、扭曲、打折,保持呼吸管路通畅,抽出套囊气体。

4. 给予气管内滴注0.45%生理盐水或雾化吸入稀释痰液,配合体位引流及拍背,充分吸痰,以解除痰液堵塞。

5. 给予纤支镜进行灌洗治疗,以解除堵塞情况。

6. 堵管不可解除,配合医生拔除导管,给予气囊加压给氧或吸氧,根据患儿情况,配合医生重新插管。

五、注意事项

1. 插管时动作轻柔熟练,避免黏膜损伤。

2. 气管插管成功后,需行X线检查,确保导管位置位于第二、第三胸椎水平。

3. 插管时要防止意外发生,备好抢救用物及药物。

4. 插管时应充分吸氧并做好监测。

5. 无病情特殊情况下,抬高床头30°~45°;及时倾倒积水杯;加强口腔护理等预防呼吸机相关性肺炎的发生。

第四节　气管内套管清洗消毒技术

一、概述

（一）概述

气管内套管清洗消毒法（the cleaning and disinfection

of the endotracheal tube）是气管切开护理的重要环节，是维持气管切开患儿气道通畅、预防局部及肺部感染并发症的关键。

（二）目的

1. 清除套管内附着的痰液或痂皮，防止痰液黏稠堵塞套管，引起呼吸不畅。

2. 消毒内套管，防止痰液积聚，引起感染。

（三）适应证

气管切开佩戴气管套管的患儿。

（四）禁忌证

无绝对禁忌证。

二、气管内套管清洗消毒护理流程

（一）执行者

由注册护士执行。

（二）操作步骤

【操作前】

1. 执行者准备：着装整洁，洗手，戴口罩、手套、穿防护服。

2. 用物准备：弯盘1只、一次性手套、小铝锅1只、清洁刷1把、消毒纱布、电磁炉等。

3. 确认患儿身份：核对姓名，出生年月日，核对医嘱。

4. 评估：评估患儿年龄、病情、合作程度及局部情况。

5. 评估患儿套管固定情况及套管内痰的颜色、性质及量。

6. 评估操作环境:安静、整洁、舒适、光线适宜。

7. 操作告知:向患儿及家属解释操作目的及配合方法,患儿及家属知情同意。

【操作中】

1. 备齐用物,推车至床旁。核对患儿姓名,出生年月日。做好告知工作,取得患儿及家属的配合。

2. 协助患儿取卧位或者坐位,戴手套,为患儿吸净气管套管内分泌物。

3. 取出内套管:充分暴露患儿颈部,一只手固定外套管底板,另一只手顺其弧度取出内套管放入弯盘内(图4-4-1和图4-4-2)。

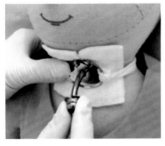
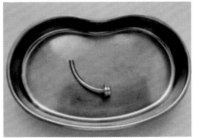

图4-4-1　固定外套管底板　　　图4-4-2　取出内套管

4. 内套管预处理:先将内套管放入清水锅中煮沸2～3 min,软化痰液(污染严重可选择酶洗液浸泡)。

5. 清洗内套管:将毛刷根据套管的弯曲度折成弯形,将套管在流动清水下边刷边冲洗,将管内外分泌物清洁干净,直至套管内流出水的形状与管柱形状一致(图4-4-3和图4-4-4)。

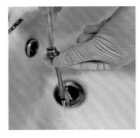 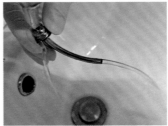

图4-4-3　冲洗内套管　　　图4-4-4　冲洗效果

6. 消毒内套管：将内套管煮沸5～10 min后取出，冷却待干。

7. 佩戴内套管：更换手套正确佩戴内套管。（戴管时，一手固定外套管底板，一手缓慢送入内套管，动作轻柔，固定牢固，同时注意观察患儿反应）（图4-4-5和图4-4-6）。

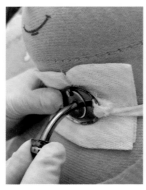 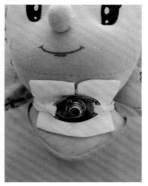

图4-4-5　放入内套管　　　图4-4-6　佩戴完成

8. 检查套管系带的松紧度，以伸进1指为宜。

【操作后】

整理用物，告知注意事项，洗手、记录。

三、维护要点

1. 取出或佩戴套管时动作轻柔,一只手固定外套管底板,另一只手顺其弧度取出或佩戴内管。放入套管后要将内套管缺口与外套管的固定栓错位,以防脱出。

2. 做好清洗前的预处理,避免血液、体液等有机物在套管内沉积影响清洗质量。

3. 消毒内套管时间不宜过长,操作过程中嘱患儿如有痰液及时通知护士吸净痰液,避免外套管内分泌物结痂、堵管。

4. 每4h消毒内套管1次,痰液较多时随时清洗消毒内套管。对于特殊感染的患儿内套管消毒用具应专人专用,煮沸消毒时间延长至30 min。

5. 经常检查套管系带的松紧度和牢固性,以伸进1指为宜。

四、并发症识别及处理

(一)套管堵塞

【临床表现】

1. 患儿烦躁不安。

2. 呼吸困难。

【预防及处理措施】

1. 适时吸痰,随时吸出气管内分泌物及痰液,避免痰液结痂。

2. 定时清洗、消毒内套管,每4h 1次,防止套管堵塞,内套管取出时间不宜过长,内套管脱离外套管的时间最好≤30 min,以免外套管堵塞。

3. 注意管口的保护,避免水、异物等进入呼吸道。

（二）套管脱出

【临床表现】

1. 剧烈咳嗽。

2. 呼吸困难。

3. 皮下气肿。

【预防及处理措施】

1. 检查套管系带的松紧度和牢固性,以伸进1指为宜,告知患儿及家属不得随意解开和更换系带。

2. 妥善固定,护士每次取出或放入内套管时,动作轻柔,固定好外套管底座再取放。做好家属及患儿的健康教育,嘱家属看好患儿勿将套管拔出。

3. 严密观察内套管痰液,痰液多立即给予吸痰及清洗消毒内套管。

4. 严密观察患儿生命体征、缺氧症状及颈胸部情况,如有异常及时处理。

5. 若果发生脱管,要根据患儿自主呼吸情况采取相应的措施。

（1）有自主呼吸的患儿：一旦发生气管套管脱出,首先要安慰患儿,帮助患儿加强自主呼吸,用面罩吸氧,然后再重新置管。

（2）无自主呼吸但气管切开处窦道形成的患儿：一旦气管套管脱出首先置管,如果置入困难,不得延误时间,应立即行简易呼吸气囊辅助通气、挤压胸廓,然后再想办法重新置管。

（3）无自主呼且气管切开处无窦道形成的患儿：一旦气管套管脱出首先试行重新置管,但要抓紧时间,一旦不成功,立即改经口气管插管,同时加大氧流量,以保证充分的氧供,待患儿生命体征稳定后,再重新置管。

五、注意事项

1. 插管时动作轻柔熟练,避免黏膜损伤。

2. 气管插管成功后,需行X线检查,确保导管位置位于第二、第三胸椎水平。

3. 插管时要防止意外发生,备好抢救用物及药物。

4. 插管时应充分吸氧并做好监测。

5. 无病情特殊情况下,抬高床头30°～45°；及时倾倒积水杯；加强口腔护理等预防措施。

6. 呼吸机相关性肺炎的发生。

第五节　腹膜透析管

一、概述

(一)概念

腹膜透析:是利用人体自身腹膜作为透析膜的一种透析方式,通过灌入腹腔的透析液与腹膜另一侧的毛细血管内的血浆成分进行溶质和水分的交换,清除体内的代谢产物和过多的水分,同时通过透析液补充机体所必需的物质。

(二)目的

通过不断地更新腹透液,达到肾脏替代或支持治疗的目的。

（三）适应证

残余肾肌酐清除率Ccr＜10～15 mL/（min·1.73 m²），每周尿素清除指数（Kt/V）＜2.0。当患儿出现以下情况应及早透析：① 水潴留；② 高血压；③ 高血钾；④ 高血磷；⑤ 酸中毒；⑥ 生长障碍；⑦ 尿毒症所致的神经症状；⑧ 持续的难以控制的营养不良。

（四）禁忌证

见表4-5-1。

表4-5-1 禁忌证

分 类	患 儿 情 况
绝对禁忌证	脐疝、腹裂、膀胱外翻、膈疝、腹膜腔缺失或腹膜无功能
相对禁忌证	即将进行或最近进行的大型腹部手术、缺乏适合的看护者、严重心肺功能不全

二、腹膜透析导管的操作流程

（一）执行者

执业医师、执业护士。

（二）患儿评估

1. 患儿的年龄、身高、体重、体温、心率、呼吸、血氧饱和度及血压。

2. 患儿近期的饮食与营养情况。

3. 腹膜透析管及外接短管是否完好无破损，是否清洁无异物，钛接头连接是否紧密，外接短管更换情况，出口处和隧道情况。

4. 患儿的心理健康状况。

5. 患儿排尿情况。

患儿居家照护者评估：

1. 患儿照护者的听力和视力情况。

2. 患儿照护者的有无精神或记忆问题。

3. 患儿照护者的操作灵活度、学习能力。

居家环境评估：

1. 评估是否有固定住所,是否和患儿同住。

2. 评估是否有单独的小房间提供透析,是否有1.5 m×1.5 m的面积存放透析用品。

3. 评估是否有水槽流动水洗手以及单独的卫生间处理引流液。

4. 家中是否饲养宠物。

（三）用物准备

碘伏、棉签、胶布、生理盐水、纱布、手消毒剂、无菌敷料、腹透液（加热至37.0°）、蓝夹子2个、碘伏帽1个、腹带、电子秤（去皮）。

（四）腹透导管维护操作步骤

【操作前】

酒精擦拭操作台面,湿扫地面,关上门窗,紫外线消毒30 min,保持换药环境干燥、清洁,避免人员走动。

【操作中】

1. 护士洗手,戴口罩。

2. 患儿戴口罩,平卧,暴露腹部,撕开敷料（图4-5-1）。

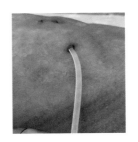

图4-5-1　撕开敷料

3. 快速手消毒剂消毒双手。

4. 观察和评估出口处情况(一看、二压、三挤压): 按压出口处周围皮肤,沿隧道方向按压,观察出口处有无分泌物、红肿、患儿有无疼痛感(图4-5-2)。

5. 生理盐水清洁皮肤。

6. 碘伏棉签以出口处为中心,向外螺旋式消毒皮肤范围大于敷料大小,待干(图4-5-3)。

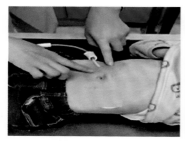 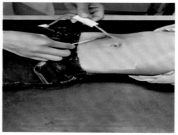

图4-5-2　观察和评估出口处情况　　图4-5-3　螺旋式消毒皮肤

7. 碘伏棉签以出口处为起点向外消毒腹透管(由下而上,不可来回消毒),长度为10 cm,待干(图4-5-4)。

8. 敷料外敷,固定(图4-5-5)。

9. 处理用物,洗手。

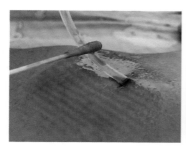 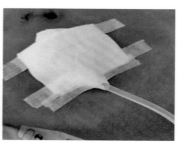

图4-5-4　消毒腹透管　　　　　图4-5-5　固定

【操作后】

护士进行腹透管的维护操作完成后，及时地记录此次腹透管维护的情况在腹膜透析记录表内。

（五）腹膜透析（CAPD换液）操作步骤

【操作前】

1. 室内干燥，光线充足、明亮。

2. 桌面、地面保持洁净。

3. 紫外线照射（每日2次，每次30 min）。

4. 停止一切清洁操作，避免过多人员走动。

【操作中】

1. 戴口罩，七步洗手。

2. 检查腹透液：外包装有效期、浓度、容量，有无破损或漏气，双联系统中接口拉环（图4-5-6），出口塞，腹透液袋等。

3. 取出身上短管，确定短管呈关闭状态（图4-5-7）。

4. 拉开接口拉环，取下短管上的碘伏帽（图4-5-8）。

5. 连接：迅速将双联系统与短管相连，连接时应将短管朝下，旋拧外管路至与短管完全密和（图4-5-9）。

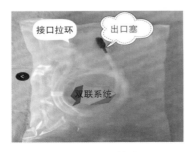

图4-5-6　检查

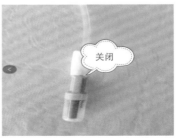

图4-5-7　确定短管呈关闭状态

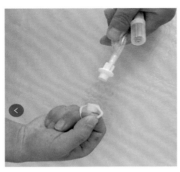

图4-5-8　取下碘伏帽

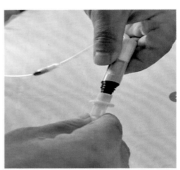

图4-5-9　连接

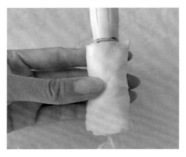

图4-5-10　纱布正确包裹

6. 接口处用纱布正确包裹（图4-5-10）。

7. 引流：用蓝夹子夹住入液管口（图4-5-11），打开旋钮处开关（图4-5-12），观察引流液有无浑浊或絮状物（图4-5-13），引流完毕后关闭短管（图4-5-14）。

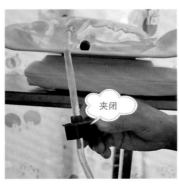

图4-5-11　蓝夹子夹住入液管口

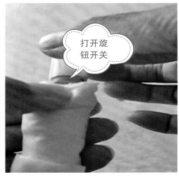

图4-5-12　打开开关

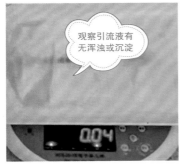

图4-5-13 观察引流液

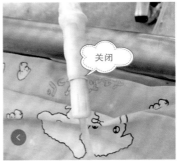

图4-5-14 关闭短管

8. 灌入：将透析液袋的出口塞折断（图4-5-15），移开入液管路蓝夹子（图4-5-16），慢数5 s观察透析液流入引流袋，再用蓝夹子夹住出液管路（图4-5-17），打开短管，灌注（图4-5-18），灌注结束后关闭旋钮，再用一个蓝夹子夹住入液管口（图4-5-19）。

9. 分离：将短管与双联系统分离，将短管朝下，旋拧碘伏帽盖至完全密和。

10. 处理用物，洗手。

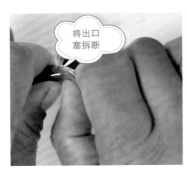

图4-5-15 透析液袋的出口塞折断

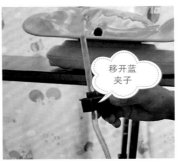

图4-5-16 移开入液管路蓝夹子

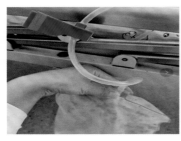

图4-5-17　用蓝夹子夹住出液管路

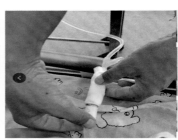

图4-5-18　灌注

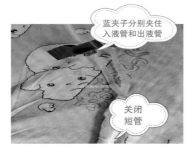

图4-5-19　蓝夹子夹住入液管口

【操作后】

换液结束，护士将严密观察该腹透患儿的病情变化及腹透管的情况，并将此次治疗情况及时地记录在腹膜透析记录单及护理记录单内。

三、留置导管维护要点

（一）腹膜透析导管维护要点

1. 保持导管在自然位置，不要弯折导管和接口的连接处。

2. 确保导管固定好，避免牵拉；使用导管固定装置（腰袋）。

3. 导管与外接短管应紧密连接，避免脱落。

4. 避免导管接触锐器及血管钳反复夹管。

5. 钛接头处用无菌纱布加以包扎固定，每周消毒更换一次。

6. 外接短管每6月更换1次；如发生腹膜炎,待感染控制后即更换并记录更换时间。

7. 未行腹透前需每周肝素通管1次:肝素1 mg(125 U)+NS 20 mL通管,然后盖上碘伏帽。

（二）腹膜透析管出口处维护要点

1. 换药前按照评分标准进行评分,有感染者和医生联系,及时处理。

2. 每天更换出口处敷料（以下情况需频繁更换敷料:伤口愈合延迟、感染、污染、潮湿、移位）,换药前做出口处培养。

3. 有结痂不要强行揭掉,待其自行脱落,结痂较厚时可用生理盐水软化。

4. 无感染患儿置管术后6周可淋浴（造瘘袋保护）,感染期间避免洗浴,可擦浴,沐浴后即换药。

5. 出口有分泌物或者对胶布过敏者,可改为纱布保护出口处。

四、并发症识别及处理

（一）疼痛

【临床表现】

换液时疼痛。

【处理措施】

1. 调节腹透液适宜的温度、入液速度、腹透液放置的高度。

2. 选用卷曲管。

3. 避免腹透管置入过深。

（二）出血

【临床表现】

1. 伤口或出口处出血。

2. 出现血性透析液。

【处理措施】

1. 术前评估凝血功能，并停用抗凝药。

2. 术后有出血使用止血药。

3. 手术中避免损伤腹壁血管。

4. 伤口或出口处出血可压迫止血。

5. 血性透析液可间断用腹透液冲洗，出血量大时外科止血。

（三）堵塞

【临床表现】

腹透液功能性引流障碍。

【处理措施】

1. 被肠管压迫堵塞，可通过导泄来处理。

2. 如腹透管内有凝血块，可进行冲洗，注射器推注盐水，用肝素盐水、尿激酶溶解。

3. 可切除部分大网膜来解除堵塞。

4. 如隧道内导管扭结导致堵塞，可通过手术进行矫正。

5. 如被充盈的膀胱压迫堵塞，可排空膀胱，即可解决。

（四）渗漏

【临床表现】

1. 腹膜透析流出量减少伴体重增加。

2. 腹壁局限性隆起水肿或皮下积液。

3. 导管周围渗漏。

【处理措施】

1. 手术时荷包结扎紧密。

2. 置管后休息1～2周开始透析,如必须透析,可小剂量半卧位腹膜透析。

3. 避免术后剧烈咳嗽、负重、屏气等。

4. 暂停腹透或小剂量透析。

5. 持续渗漏可外科原位修补或导管更换。

(五)腹膜炎

【临床表现】

1. 腹痛、腹水浑浊,伴有或不伴有发热。

2. 透出液中白细胞计数 $> 100 \times 10^6/L$,中性粒细胞比例 $> 50\%$。

3. 透出液中培养有病原微生物生长。

【处理措施】

1. 教会患儿正确的操作。

2. 严格教会患儿无菌技术,尽量减少腹透液的加药操作。

3. 针对患儿的感染环节反复进行培训。

4. 置管时选择合适的出口。

5. 加强出口处护理,保持干燥无菌,避免淋浴和盆浴,正确规范地换药操作。

6. 一旦考虑为腹膜炎,留取标本后即应开始经验性抗感染治疗,如腹水浑浊明显或疼痛剧烈,可采用1.5%腹透液冲洗腹腔。

7. 初始治疗应联合使用抗生素,局部用药和静脉用药同时进行。

（六）移位

【临床表现】

1. 腹膜透析液单向引流障碍。

2. 腹膜透析流出液量减少、流速减慢或停止。

3. 辅助检查：立位腹部平片，显示腹膜透析导管移位。

【处理措施】

1. 手术应注意：术前排空膀胱，置入导管时应避开网膜，并将导管末端置于盆腔处。注意导管引出时皮下隧道方向正确。

2. 避免肠蠕动异常及腹腔压力增高。

3. 避免反复牵拉腹膜透析导管。

4. 发生后可以通过手法复位的方法使腹膜透析导管回位。

5. 使用轻泻剂，保持大便通畅，及时排尿。

6. 如无效，需手术重新置管。

（七）出口处感染

【临床表现】

1. 出口处出现脓性引流液。

2. 出口处皮肤出现红斑。

3. 出口处皮肤出现压痛。

4. 出口处皮肤出现肉芽组织。

【处理措施】

1. 出口处取脓液做细菌培养加药敏试验。

2. 增加出口处的换药频率。

3. 更换皮肤清洁剂，生理盐水换为氯己定或复合碘液。

4. 根据细菌培养结果及药敏试验结果运用抗生素治疗。

5. 口服或静脉使用抗生素治疗。

6. 使用10%硝酸银烧灼肉芽组织。

五、注意事项

1. 告知照护者正确洗手的重要性，掌握"七步洗手法"，操作时戴口罩。

2. 每天出口处换药（以下情况需频繁更换敷料：伤口愈合延迟、感染、污染、潮湿、移位）。

3. 换液的地方必须保持洁净、干燥和光线良好，必须遵循正确的操作步骤；双联系统接头和外接短管接头以及碘伏帽内部为无菌部位，若不小心碰到，必须丢弃。

4. 腹膜炎的症状和体征（腹痛、发热、腹部压痛、反跳痛、引流液浑浊）需要医护人员及照护人员非常熟悉。

5. 维持液体平衡：每天测量体重和血压，监测尿量。

6. 透析液加热：使用恒温箱加热（37℃）安全又保持液体均匀受热和不被污染，加热时不撕开外袋，不可使用微波炉，热水浸泡等方法加热。

7. 居家腹膜透析室及用物准备，腹透液的存储及质量问题的处理。

8. 电话随访：每3个月1次，询问居家透析情况及过程中遇到的问题；强调清洁和无菌的概念和预防感染的重要性；导管出口处的护理和更换透析液的操作培训；饮食、锻炼及腹膜透析记录；心理辅导等。

9. 来院随访：依据病情和治疗需要而定（向医生提供腹透记录本和相关实验室检查，评估透析是否充分及营养状况，调整透析处方及饮食指导）。

第六节 血液透析中心静脉导管

一、概述

（一）概念

建立有效、通畅的血管通路是血液透析患儿的基本条件，是血液透析患儿的生命线。血液透析中心静脉导管分为不带涤纶套的中心静脉导管（non-cuffed catheter）和带涤纶套的中心静脉导管（cuffed catheter）。不带涤纶套的中心静脉导管（non-cuffed catheter）在插管时不需要做皮下隧道，穿刺快捷简便，血流量稳定，可短期反复使用，且损伤小，在床旁及无X线透视条件下均可进行。本章节以不带涤纶套的中心静脉导管为例。

（二）目的

为非内瘘透析患儿建立血液透析通路。

（三）适应证

1. 急性肾损伤。
2. 中毒抢救。
3. 有可逆因素的慢性肾衰基础上的急性加重。
4. 中毒抢救需要血液透析或血液灌流时。
5. 内瘘成熟前或栓塞、感染需要临时通路时。
6. 腹膜透析或肾移植患儿需要临时血液透析治疗。
7. 血浆置换术。
8. 其他，如顽固性心力衰竭需要单纯超滤、人工肝支持等。

（四）禁忌证

无绝对禁忌证，相对禁忌证如下：

1. 穿刺部位皮肤或软组织严重破损、感染、血肿的患儿。

2. 有严重出血倾向的患儿。

3. 既往有血栓史、血管外科手术史、穿刺血管解剖位置异常的患儿。

4. 同侧安装心脏起搏器（颈内静脉穿刺）患儿。

二、血液透析中心静脉导管固定流程

（一）执行者

经过相关专业培训并授权的注册护士。

（二）患儿评估

1. 评估患儿情况（过敏史、生命体征、神志及配合情况等）。

2. 评估导管穿刺点有无红、肿、热、痛等情况。

（三）用物准备

一次性中心静脉护理包1个，20 mL注射器4个、5 mL注射器2个、橡胶手套3双、10 mL生理盐水2支、肝素1支（用10 mL注射器抽8 mL生理盐水加1支肝素，每毫升含10 mg肝素）。另外，高凝状态患儿封管液体可选用肝素原液，对肝素有不良反应的患儿封管液可选用浓度为1 000～1 250 U/mL低分子肝素，严重出血倾向患儿封管液可选用4%～46.7%的枸橼酸钠。肝素帽2个、胶布、无菌纱布2包。

（四）操作步骤

【操作前】

1. 核对患儿身份信息，告知操作目的及注意事项。

2. 评估患儿病情、意识、过敏史，生命体征、配合程度及导管穿刺点有无红、肿、热、痛等情况发生。

3. 按用物准备要求准备用物。

【操作要点】

1. 核对患儿身份信息。嘱患儿取平卧位，头偏向导管对侧（颈内和锁骨下中心静脉）或置管一侧大腿外旋外展，膝关节稍屈曲（腹股沟中心静脉）。

2. 查看导管留置日期、深度、外露长度及上次更换时间。戴橡胶手套，去除纱布，左手固定导管，右手由远心端向近心端依次撕去透明敷贴（图4-6-1）。

3. 临时中心静脉导管需查看穿刺点及周围皮肤有无红、肿、热、痛或脓性分泌物及缝线固定情况。

4. 打开一次性中心静脉导管护理包，用75%酒精棉棒以穿刺点为中心，由内向外环形清洁皮肤3遍（避开穿刺点和导管），直径范围≥15 cm（图4-6-2）。

5. 用2.0%葡萄糖酸氯已定以穿刺点为中心，由内向外

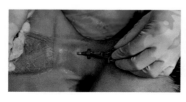
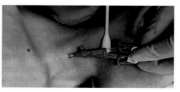

图4-6-1　撕去透明敷贴　　图4-6-2　75%酒精棉棒消毒

螺旋式消毒皮肤,导管缝线处,皮肤直径范围≥15 cm,待干(图4-6-3)。

6. 更换新的橡胶手套,贴透明敷贴,若穿刺点有渗血可以在穿刺点覆盖一块无菌纱布,以中心向四周塑形(图4-6-4)。

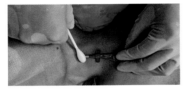

图4-6-3　2.0%葡萄糖酸氯己定螺旋式消毒　　　图4-6-4　贴透明敷贴

7. 上机导管维护

(1)导管下铺治疗巾,去除肝素帽,用医用酒精棉片消毒动静脉端口,用5 mL注射器分别从动静脉端各抽出2 mL肝素,将血液打在准备好的纱布上,观察有无血栓(图4-6-5,图4-6-6)。

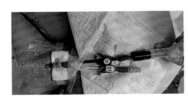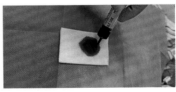

图4-6-5　观察注射器内有无血栓1　　　图4-6-6　观察纱布上有无血栓2

(2)用20 mL注射器回抽动静脉导管,观察是否能在6 s内抽满注射器(小年龄患儿按比例减少回抽血量),以此评估导管功能。若导管通畅,即可引血上机开始血液净化治疗(图4-6-7)。

8. 下机导管维护

（1）导管下铺治疗巾,分离血液透析管路。

（2）用医用酒精棉片消毒动静脉端口。

（3）用20 mL注射器抽生理盐水脉冲式冲洗导管。

（4）用10 mg/mL肝素根据各导管型号相应管腔容量进行正压封管,夹闭夹子,更换新的肝素帽。

（5）将导管末端用纱布包裹,胶布固定在皮肤上。

（6）注明置管日期、深度,外露长度,更换日期标识贴在敷贴上面(图4-6-8)。

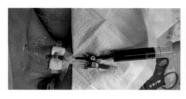 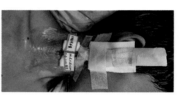

图4-6-7　评估导管功能　　　　图4-6-8　固定

三、留置导管维护要点

1. 严格无菌操作及手卫生,预防感染。

2. 每日观察皮肤有无红、肿、热、痛及脓性分泌物,有无渗血及肿胀,若有持续渗血和肿胀要及时告知医生,可用盐袋局部压迫止血或遵医嘱用凝血酶局部加压包扎止血,并及时更换纱布敷贴。

3. 冲洗导管前需抽出封管肝素,并观察有无血栓,不能直接冲洗导管,以免造成患儿出血。

4. 冲洗导管时选用20 mL注射器,冲洗的盐水量要足够(至少为管腔容量的2倍),导管不畅时,不能暴力冲管。

5. 若发现导管脱出,应及时按压穿刺点,以免造成患儿大失血。

四、并发症识别及处理

（一）感染

【临床表现】

感染为最常见的并发症，可分为导管穿刺部位感染及血液扩散性感染。导管穿刺部位感染主要表现为穿刺点周围皮肤红、肿、热、痛，并有脓性分泌物。血液感染可表现为患儿寒战、高热、血象升高，外周血培养及导管尖端培养阳性。严重者可发展为败血症、感染性心内膜炎等，危及生命。

【处理措施】

严格无菌操作，每次透析时更换局部伤口敷料。导管出口感染原则上应拔管并更换置管部位，视情况局部或全身抗感染治疗。如出现导管相关血流感染，应拔除感染导管并进行导管尖端细菌培养，患儿血管条件许可时建议更换部位重新置管，全身抗感染治疗。

（二）出血

【临床表现】

表现为导管穿刺部位出血或局部血肿，主要与穿刺过程不顺利或反复穿刺损伤血管有关，血透时抗凝后，出血可能会加重。

【处理措施】

发现出血或有出血倾向，立即告知医生。局部压迫止血，按压20～30 min，严重者凝血酶局部加压包扎。按压后可使用冰袋或盐袋持续加压。遵医嘱调整抗凝剂量。若肝素过量可使用鱼精蛋白中和。

（三）血肿

【临床表现】

局部血肿也是常见的并发症，主要与多次穿刺损伤静脉或误穿动脉有关。

【处理措施】

血肿一旦形成且血肿较大并持续增大时，应立即拔管，按压＞30 min直至出血停止，并密切观察穿刺点及周围有无渗血及新的血肿。

（四）血栓

【临床表现】

留置导管使用时间长、患儿烦躁、高凝状态、肝素用量不足、管路扭曲或不规范操作等都易使血栓形成，如导管腔内血栓、导管外尖端血栓、静脉内血栓和附壁血栓等。主要以导管腔内血栓最常见，表现为引血、回血不畅；静脉内血栓主要表现为肢体肿胀、疼痛、肤温及颜色改变；导管尖端及附壁血栓主要表现为导管功能障碍或心房内有血栓。超声检查时可协助诊断。

【处理措施】

避免长时间留置导管以减少血栓的形成。纠正高凝状态，防止管路扭曲。选择合适材质和长度的导管、合理使用封管液（通常可采用10 mg/mL的普通肝素溶液封管，高凝患儿可以采用更高浓度的肝素溶液或肝素原液封管）。导管回血后采用生理盐水"弹丸式注射"快速冲洗对减少导管内血栓形成十分重要。导管周围的附壁血栓通常不需全身抗凝治疗，但拔除导管时应警惕血栓脱落造成肺栓塞。

若导管内血栓已形成,可使用尿激酶溶栓处理:

（1）尽可能抽出导管内的封管肝素。

（2）用 1 mL 注射器将尿激酶注入堵塞的导管腔内（尿激酶 5 000～10 000 U/mL），保留 30 min。

（3）抽吸导管,如果需要,可重复进行。

（4）若溶栓不成功,需拔出导管。

（五）导管功能障碍

【临床表现】

主要表现为血流量不足,与导管位置(贴壁)、血管条件及血容量不足有关。

【处理措施】

若导管位置改变或者导管尖端及侧孔贴壁,可适当调整导管位置或者将导管翻转。若血容量不足可适当补充血容量。

（六）导管脱落

【临床表现】

当发生导管脱落时,可引起出血。

【处理措施】

一般情况下应拔出导管压迫止血。若插管脱出不多,确定在血管里应严格消毒,重新固定,禁止将已经脱出的导管消毒之后再插入血管中。

五、注意事项

1. 向患儿及家属做好宣教。
2. 穿刺部位皮肤必须严格消毒,不能在感染的部位穿刺,避免反复,多次穿刺。

3. 导管上机时动静脉导管使用医用酒精棉片严格消毒,尽量减少开放状态的导管长时间暴露于空气中。每次治疗结束后更换肝素帽。

4. 在导管维护时,需抽出封管肝素,用20 mL注射器脉冲式冲管,但应避免暴力冲管。

5. 每5～7天更换敷贴,污染或渗血时及时更换。

6. 导管拔出后,取头低足高左侧位,加压按压止血。

7. 留置导管时依次选择右颈内静脉、锁骨下静脉、腹股沟静脉,既能保证血流,又能减少血栓形成。

8. 血透导管禁止输液输血,原则上只用于血液净化治疗。

第七节　体外膜肺氧合导管

一、概述

(一) 概念

体外膜肺氧合(extracorporeal membrane oxygenation, ECMO)的工作原理是将患儿的静脉血引流至体外,经体外膜式氧合器(又称"体外膜肺")氧合后,再回输到患儿的动脉或者静脉的生命支持技术。通过体外设备可在一段时间内替代或部分替代心脏、肺脏功能,使心、肺得以充分休息,同时维持患儿全身氧供和血流动力学相对稳定,保证重要脏器的灌注,维持患儿基本生命体征,以争取心、肺病变得到治愈及功能恢复的机会。循环支持主要用于急性心肌炎、急性心肌梗死导致的心源性休克和心脏术后。

ECMO机器的结构

ECMO的设备主要有：主机、泵控制面板、驱动马达、紧急手摇马达、超声流量探头、变温水箱。耗材主要有：体外膜式氧合器、离心泵头、体外循环管道、动、静脉插管。不同品牌的ECMO机器具有配套的管路，外形等可能存在不同，以索林的机型为例（图4-7-1）。

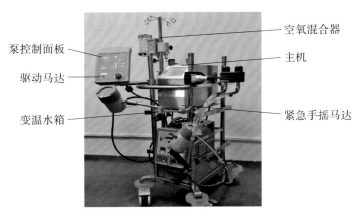

泵控制面板

驱动马达

变温水箱

空氧混合器

主机

紧急手摇马达

图4-7-1　ECMO设备

（二）目的

ECMO的主要目的是提供血液氧合和排除CO_2，使受到疾病影响的心、肺得到充分的休息，从而为治疗争取时间。ECMO技术并不能治疗原发疾病，只是一种支持手段。

（三）适应证

1. 可逆性肺损伤，经传统治疗无效。
2. 可逆性循环衰竭。
3. 传统机械通气措施无效。
4. 严重低氧血症或高碳酸血症。

5. 心外科术后早期心衰无法脱离体外循环。

6. 任何原因的心脏骤停：心肺复苏有效但不稳定。

（四）禁忌证

1. 即使获救,患儿无法获得正常生活。

2. 基础疾病已导致生活质量很低（中枢神经疾病、肿瘤末期、全身出血倾向）。

3. 无治疗价值（病情极度危重、传统治疗时间已经很长、有致死性疾病基础）。

4. CPR > 30 min 失败。

二、体外膜肺氧合导管固定流程

（一）执行者

经过培训具备相关能力的执业护士。

（二）患儿评估

（1）评估患儿的病情意识、生命体征、合作程度。

（2）评估体外膜肺氧合导管插管处缝线是否存在松脱或管道发生移位,周围皮肤是否完好,有无渗血等。

（三）用物准备

治疗车、治疗巾、碘伏、棉签、无菌纱布若干或泡沫敷料、中心静脉置管护理包、医用手术薄膜1张、无菌手套。

（四）操作步骤

【操作前】

1. 核对患儿的身份信息。

2. 评估患儿的病情意识、生命体征，合作程度及体外膜肺氧合导管插管处缝线是否存在松脱或管道发生移位，周围皮肤是否完好，有无渗血等。

3. 按用物准备要求准备用物。

【操作中】

1. 消毒皮肤及导管：准备好物品至床旁，做好充分的镇静镇痛，戴橡胶手套去除卷边的敷贴及纱布，查看穿刺点及周围皮肤有无红、肿、热、痛或脓

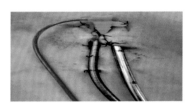

图4-7-2　查看穿刺点及周围皮肤

性分泌物及缝线固定情况（图4-7-2）。

2. 打开一次性中心静脉置管护理包，用75%酒精棉棒以穿刺点为中心，由内向外环形清洁皮肤3遍（避开穿刺点和导管），充分消毒穿刺部位及周围皮肤，消毒范围大于敷贴面积（图4-7-3）。用2.0%葡萄糖酸氯己定以穿刺点为中心螺旋式消毒皮肤及导管，待干，消毒过程中注意导管的固定，避免牵拉、打折，预防脱管（图4-7-4）。

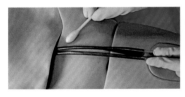
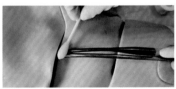

图4-7-3　消毒穿刺部位及周围　图4-7-4　氯己定消毒皮肤及导管
　　　　　皮肤

3. 敷贴固定：贴敷贴前要待消毒后的皮肤充分待干，更换乳胶手套先在导管下方垫泡沫敷料或纱布，预防导管长期压迫皮肤而引起压疮；穿刺处盖无菌纱布，如有渗

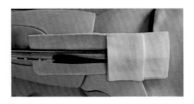

图4-7-5 穿刺处盖无菌纱布

血时纱布可吸收渗血（图 4-7-5）。在纱布上层贴医用手术薄膜，贴敷贴时注意穿刺点对准敷贴中央，对透明敷贴按压塑形，一边撕除边框一边按压透明

敷贴，使透明敷贴与皮肤充分粘合；动、静脉导管敷贴末端分别用宽胶布高举平台法再次固定（图4-7-6）。

4. 用标签记录导管的名称，更换敷贴日期，动、静脉置管的插入深度和操作者姓名贴于导管旁（图4-7-7）。

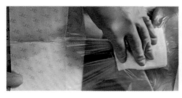

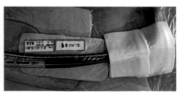

图4-7-6 宽胶布高举平台法再次固定

图4-7-7 用标签记录

5. "U"固定体外循环管道于床旁：用床单分别包裹管道后使用管道钳固定在床上，体外循环管道较粗较长，血容量较大，因此要做二次固定，预防重力牵拉而导致脱管（图4-7-8）。

6. 调整体外循环管道，使驱动泵、体外膜氧合器处于合适的位置，避免缠绕、打折等（图4-7-9）。

【操作后】

记录

1. 管道有无移位。

2. 换药时间、有效期、换药人的姓名。

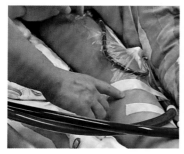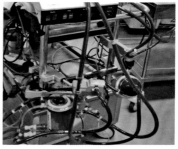

图4-7-8　二次固定　　　　图4-7-9　调整体外循环管道

3. 穿刺处有无渗血、周围皮肤有无红肿等。

4. ECMO运行参数。

5. 评估患儿非计划性拔管的风险情况，以及高危患儿给予对应的防范措施。

三、留置导管护理要点

1. 固定管道位置，避免牵拉、打折移位，确保机器正常运转。检查穿刺处有无渗血，插管处缝线是否有松脱，如有松脱或管道发生移位时，应及时通知医生重新固定，避免管道滑脱。

2. 固定部位皮肤是否清洁，是否有异常。如有皮肤损伤，则应先处理伤口再行固定，或避开伤口位置固定。经颈内静脉插管的患儿，插管前应进行头部皮肤备皮，避免毛发影响导管的固定。

3. 每班用高光电筒检查体外膜氧合器和循环管道中是否有血栓形成，以及血栓大小有无变化。

4. 严格执行无菌操作，消毒后应充分待干，最大化发挥消毒的效果，保证敷贴粘贴后的密闭性。

5. 管道较粗,具有一定的重量,如果患儿压力性损伤风险较高时,可以沿管道走向,在管道下方加垫泡沫贴减压,以起到预防压力性损伤的作用。

6. 使用管道阻断钳将管道固定在床单上,避免使用曲别针固定。

四、并发症识别及处理

(一)出血

【临床表现】

表现为放置导管处的皮肤持续渗血,主要原因是插管口径与血管口径不匹配,操作中静脉血管容易撕裂,动脉血管容易产生夹层。插管与血管夹角过大,在夹角的脚跟处发生持续性渗血。

【处理措施】

选择大小合适的插管,一旦确认动脉损伤,需要进行重新插管;如果原位重新插管有困难,则需要改变插管位置,并对原插管位置的血管进行修复。插管过程中避免插管角度过大,插管前超声或造影了解血管状况,保障插管远端供血良好。插管后再运用X线或超声检查,对插管位置进行确认。

(二)血栓

【临床表现】

插管内、体外循环管道、各种接头、三通、膜肺,泵头内血栓的形成。主要原因是插管操作时间长,又未给肝素抗凝,容易在插管内形成血栓,ECMO运行过程中因肝素抗凝剂量不够而导致管道内血栓的形成。

【处理措施】

插管前了解患儿凝血情况，给予适量的肝素。每2h监测ACT值，一般维持在180～220 s。

（三）插管脱出

【临床表现】

插管或体外循环管道固定不牢，患儿的躁动、搬运等过程中发生脱管现象，引起患儿插管局部出血、血肿。

【预防及处理措施】

插管位置确认后对插管进行可靠的固定，术中观察静脉引流状态和灌注阻力的变化以及插管局部状况，及时发现和处理插管松脱。与此同时，给予患儿充分的镇静。

（四）压疮

【临床表现】

ECMO插管比一般的导管粗大且较重，固定牢固，长时间压迫皮肤，皮肤出现发红或呈紫色，伴皮损或水疱。

【预防及处理措施】

在管路下方垫泡沫敷料或纱布，定时翻身，避免导管压迫皮肤，更换敷料时注意观察皮肤情况。

（五）感染

【临床表现】

插管处皮肤有红、肿或伴有脓性分泌物，患儿有不明原因的发热。

【处理措施】

ECMO机器使用过程中预防感染始终是护理的重要问题，仅次于出血。因此，预防感染是ECMO治疗期间的重要工作,包括:① 对患儿实行保护性隔离,有条件的情况下安置于单间病房管理。② 床单位的仪器、物体表面等每日擦拭消毒。③ 限制人员出入。④ 有创操作严格执行无菌技术。⑤ 监测体温、血常规等指标。⑥ 机械通气患儿应预防呼吸机相关性肺炎(VAP)的发生。

五、注意事项

1. 向患儿家属做好宣教。

2. 检查穿刺处有无渗血,插管处缝线是否有松脱,如有松脱或管道发生移位时,应及时通知医生重新固定,避免管道滑脱。

3. 检查穿刺部位皮肤是否有异常,更换敷贴时严格执行无菌操作,消毒后应充分待干,最大化发挥消毒的效果,保证敷贴粘贴后的密闭性,预防手术缺切口的感染。如有皮肤损伤,则应先处理伤口再行固定,或避开伤口位置固定,经颈内静脉插管的患儿,插管前应进行头部皮肤备皮,避免毛发影响导管的固定。

4. 敷贴有污染、卷边或手术切口有渗血时及时更换。

5. ECMO插管较粗,具有一定的重量,存在压力性损伤风险较高,可以沿插管走向在管道下方加垫泡沫贴减压,以起到预防压力性损伤的作用。

6. 管路预留一定长度后用管道钳沿纵轴方向固定在床单上非活动部位,以减轻重力作用导致管路向下牵拉,避免使用曲别针固定。

第五章
其他导管护理

第一节　更换引流袋技术

一、概述

（一）概念

引流袋,是手术后身体内部或局部手术渗出的渗血、积液等需要用管道引出,引流管末端连接的一个专门盛引流液的一次性透明袋。

（二）目的

保持引流通畅,预防感染。

（三）适应证

1. 尿失禁患儿、手术、昏迷患儿及行动不便者收集尿液。

2. 其他器械配合用于伤口引流液的收集。

（四）禁忌证

无绝对禁忌证。

二、引流袋更换操作流程

（一）执行者

由注册护士执行。

（二）患儿评估

1. 评估患儿病情，生命体征情况，特别是体温情况，体温异常升高应考虑引流管感染问题。

2. 评估患儿引流管口周围皮肤情况，观察有无发红、渗液增多等感染症状。

（三）用物准备

治疗车、手消毒剂、安尔碘、棉签、一次性治疗巾、一次性引流袋、止血钳2把、一次性清洁手套1副、胶布。

（四）操作步骤

【操作前】

1. 确认患儿身份，告知患儿或家属更换引流袋的目的，取得配合。

2. 评估患儿病情，年龄及配合程度，引流管的情况。

【操作中】

1. 洗手，戴口罩。

2. 备齐用物携至患儿床单位，核对患儿并解释（图5-1-1）。

3. 协助患儿取舒适体位，用两把止血钳交叉夹紧患儿引流管，铺

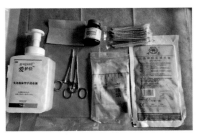

图5-1-1　用物准备

一次性治疗巾于引流袋接口处(图5-1-2)。

4. 戴手套,安尔碘棉签消毒引流管接口2次,范围2～3 cm(图5-1-3)。

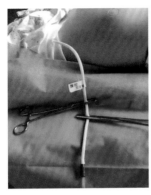 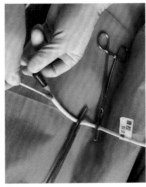

图5-1-2　止血钳交叉夹紧　图5-1-3　引流管接口消毒
　　　　　引流管

5. 分离引流袋与引流管。

6. 安尔碘棉签消毒引流管内口2次(图5-1-4)。

7. 接无菌引流袋,然后打开止血钳,并观察引流管是否通畅(每日更换引流袋,引流袋应标记更换日期)(图5-1-5和图5-1-6)。

8. 妥善固定引流管,保持管道的密闭及无菌,标识清楚,防止扭曲、受压、折叠、堵塞等,引流袋的位置始终低于引流部位,避免引流液倒流引起逆行性感染,脱手套(图5-1-7和图5-1-8)。

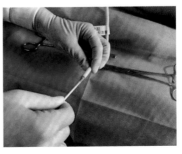

图5-1-4　引流管内口消毒

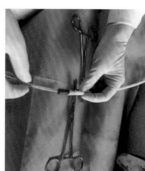
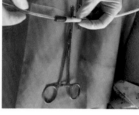

图5-1-5　接引流袋　　图5-1-6　打开止血钳观察

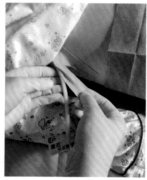
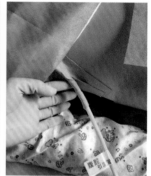

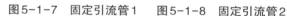

图5-1-7　固定引流管1　　图5-1-8　固定引流管2

【操作后】

1. 协助患儿取舒适体位,交代患儿及家属注意事项,整理床单位及处理用物。

2. 洗手,记录(引流液的颜色、性状和量)。

三、更换引流袋护理要点

1. 更换引流袋时遵循无菌技术原则。

2. 引流袋应妥善固定,保持引流管的适宜长度,避免患儿翻身活动时牵拉引流管脱出。

3. 保持有效引流,保持引流管通畅,防止阻塞。

4. 做好病情观察与记录,积极预防相关并发症。

四、并发症识别及处理

(一)引流管堵塞

【临床表现】

1. 引流量突然变少或无引流液;有些患儿出现腹胀、腹痛、发热等症状。

2. B超检查腹腔内有积液,积血。

【处理措施】

1. 妥善固定引流袋,防止引流管受压,扭曲。

2. 患儿常做深吸气动作,以利于引流,如引流面斜面紧贴时要更换体位。

3. 因积液、血性凝块等堵塞引流管,应经常挤捏引流管。

4. 如引流不畅,可遵医嘱行负压脉冲式冲洗。可用0.9%生理盐水缓慢冲洗,冲洗后尽量将冲洗液抽出,以免感染,冲洗过程中注意冲洗液温度及流速,同时观察全身及局部情况。

(二)引流管滑脱

【临床表现】

引流管脱落;引流袋内突然无引流液。

【处理措施】

1. 管路出胸、腹壁等处用缝线固定在皮肤上,下垫纱布,对外漏的部分做标记,皮肤上加用胶布固定。

2. 固定管路时要有足够的长度,为患儿活动翻身留有余地。

3. 引流袋尽可能不要固定在床上,翻身或活动时一定要先拎引流袋再活动。

（三）逆行感染

【临床表现】

感染症状,腹腔引流液颜色有轻量淡红或黄色变为黄褐色或灰白色黏稠脓性液体,体温超过38.5℃。

【处理措施】

1. 定期检查引流管各连接处,确定其连接紧密,保持引流通畅,保持管道的密闭及无菌。

2. 引流袋位置不可高出引流口平面,防止漏气或脱落造成逆行感染。

3. 观察引流管周围皮肤有无红肿渗出;观察引流液的性状、量、颜色;定期更换引流袋;严格执行无菌操作。

五、注意事项

1. 更换引流袋时遵循无菌技术原则。

2. 引流袋应妥善固定,保持引流管的适宜长度,避免患儿翻身活动时牵拉引流管脱出。

3. 保持有效引流,保持引流管通畅,防止阻塞。

4. 做好病情观察与记录,积极预防相关并发症。

第二节　伤口负压引流管

一、概述

（一）概念

负压封闭引流术（vacuum sealing drainage, VSD）是指用泡沫性敷料覆盖或填塞软组织缺损后贴膜封闭创面，连通负压吸引装置和创面，形成局部负压吸引治疗创面技术。VSD 是一种通过可控制的负压来促进创面愈合的方法。

（二）目的

1. 清洁负压引流装置，使引流装置保持清洁、通畅。
2. 保持引流装置的有效负压，及时引出渗血、渗液，改善局部血流，减轻组织水肿，减少细菌数量，促进肉芽组织生长。

（三）适应证

负压治疗较多地应用于烧伤创面、创伤创面、肉芽创面、真皮替代物移植创面或植皮创面床术前准备、植皮创面术后固定，同时也适用于慢性创面。

（四）禁忌证

存在活动性出血、血管及神经裸露未予覆盖、局部恶性肿瘤、存在大量坏死组织、供养动脉病变、硬脑膜缺损伴脑脊液漏等创面，不可使用负压治疗。

二、伤口负压引流管固定及维护操作流程

（一）执行者

由注册护士执行；进修护士其操作能力得到带教者认可后，方可执行；非注册护士、实习护士在带教者指导下执行。

1. 患儿评估

（1）确认患儿身份，核对医嘱。

（2）评估患儿年龄、病情、合作程度及伤口情况。

（3）评估患儿伤口负压引流装置的情况，包括引流管是否封闭、有无漏气、是否引流通畅等。

（4）负压封闭引流，评估负压值不超过−80 mmHg。

（5）评估引流液的量、颜色、性状（必要时备生理盐水冲洗）。

2. 操作准备

用物准备：治疗车、一次性无菌换药盘（内备有止血钳1把、安尔碘、棉签、手套、污物盘、胶布、手部消毒液、医用垃圾筒）（图5-2-1）。

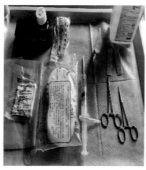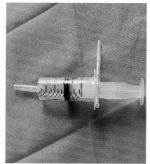

图5-2-1　用物准备

（二）操作步骤

【操作前】

1. 洗手,戴口罩,戴手套。

2. 操作告知:向患儿及家属解释操作目的及配合方法。

【操作中】

1. 备齐用物,推车至床旁;核对患儿身份;做好告知工作。

2. 协助患儿舒适卧位,操作过程中严格执行无菌操作原则,避免污染(图5-2-2和图5-2-3)。

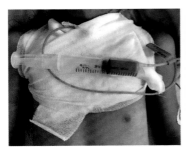

图5-2-2　伤口负压引流

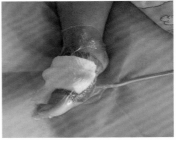

图5-2-3　创面负压封闭引流

3. 伤口负压引流用止血钳夹闭引流管,取下注射器(从针乳头或针头处断开),取下针栓处的固定针头(图5-2-4)。

创面负压封闭引流,止血钳夹闭引流管,关闭负压源。用安尔碘棉签消毒引流管连接处,更换引流

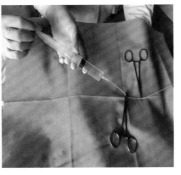

图5-2-4　夹闭引流管

瓶即可。观察记录引流瓶内引流液的量、颜色、性状,如有异常及时通知医生(图5-2-5)。

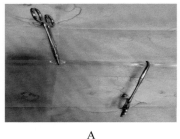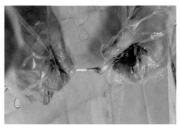

A   B

图5-2-5　夹闭负压封闭引流管、消毒(A、B)

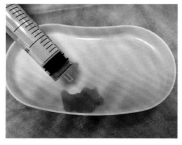

图5-2-6　观察引流液的量、颜色及性状

4. 伤口负压引流,将针管内渗血或渗液推出至污物盘内,观察记录引流液的量、颜色、性状,如有异常及时通知医生。注射器如有污染及时更换。术后伤口负压按医嘱抽吸,引流液较多时,应随时进行处理(图5-2-6)。

5. 用安尔碘棉签消毒射器乳头及引流管连接处,再将注射器与引流管紧密连接(图5-2-7)。

6. 松开止血钳,将针栓拉至15 mL刻度,将针头穿过小孔固定针栓,避免针栓向前滑行(图5-2-8)。

7. 观察负压引流管是否通畅,有无漏气,负压是否正常。保持伤口负压引流装置通畅,引流管勿受压、打折、扭曲,若引流管堵塞,及时处理。保持引流装置的密闭性,维持有效负压,负压封闭引流的负压值≤−80 mmHg。如有

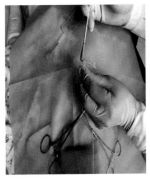
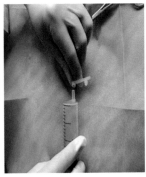

图5-2-7　消毒并紧密连接引流管

漏气等异常状况,及时进行处理。

8. 将引流装置用胶布妥善固定,妥善安置患儿,询问患儿有无不适。告知患儿及家属伤口负压引流的重要性,指导患儿勿牵拉引流装置,勿剧烈活动,注意妥善固定引流装置,防止脱出。一般术后7天拆纱布和拔出负压引流管(图5-2-9)。

9. 协助患儿舒适卧位,整理床单位,清理用物,洗手,记录。

10. 正确处理用物:止血钳重新消毒,一次性弯盘丢弃在黄色垃圾筒内。

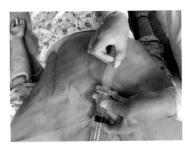
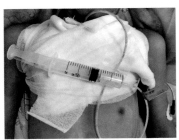

图5-2-8　固定针栓　　　图5-2-9　妥善固定引流管

三、伤口负压引流管固定及维护护理要点

1. 引流管应妥善固定,保持适宜的长度,嘱患儿翻身活动时避免引流管脱出。

2. 保持有效引流。引流管不可受压、扭曲、折叠,经常给予离心方向挤捏,保持引流通畅,防止阻塞。

3. 粘贴管道标识,观察引流液的性状、颜色及量。

4. 及时发现与积极预防处理与引流管相关的并发症。

四、并发症识别及处理流程

（一）负压引流不畅

【临床表现】

引流量突然变少或无引流液。

【处理措施】

1. 妥善固定引流袋,防止引流管受压,扭曲;一般术后1 h挤捏1次引流管。

2. 及时使用生理盐水冲管必要时更换引流管,更换贴膜,创面检查出血止血。

3. 采取用手挤碎并抽出小血栓或剪除堵塞段、用针芯探通针头堵塞处、适当活动外移2～3 mm引流管措施至引流恢复正常。

（二）引流装置漏气

【临床表现】

1. VSD材料鼓起,材料内引流管型消失。

2. 负压源压力值降低或无数据显示。

【处理措施】

针对漏气的不同部位,及时采取剪除漏气段、更换注射器、连接负压吸引器等措施,负压引力转为正常。

五、注意事项

1. 引流管应妥善固定,引流管不可受压、扭曲、折叠。
2. 检查负压效果,保持有效的引流。

第三节　骨髓腔、关节腔引流管

一、概述

(一)概念

骨髓腔、关节腔引流是临床儿童骨外科最常用的治疗技术,也是促进疾病早日康复的重要手段之一。对于骨髓腔、关节腔患儿手术后的病情动态观察、机体早期康复、预防和早期发现并发症起着重要的作用。

(二)目的

1. 疾病诊断或治疗。
2. 及时将体腔内的组织渗出液、血液、脓液引流出体外,有利于组织修复和创口愈合。

(三)适应证

1. 急性血源性骨髓炎术后引流。
2. 慢性血源性骨髓炎术后引流。

3. 硬化性骨髓炎术后引流。

4. 创伤后骨髓炎创口引流。

5. 急性化脓性关节炎术后引流。

（四）禁忌证

无绝对禁忌证。

二、骨髓腔、关节腔引流管维护流程

（一）执行者

由注册护士执行；进修护士能力得到带教者认可后，方可执行；非注册护士、实习护士需在注册护士督导下执行。

（二）患儿评估

评估患儿的病情及配合程度；评估冲入生理盐水的量；评估引流液的颜色、性状及量；评估伤口有无渗液、渗血；评估患肢的肿胀程度有无加重。

（三）用物准备

一次性中单、治疗车、无菌手套、量杯（图5-3-1）。

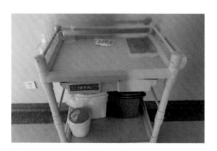

图5-3-1　用物准备

（四）操作步骤

【操作前】

1. 确认患儿身份，核对医嘱。

2. 评估内容：患儿病情、引流管放置部位、引流目的及目标量；患儿肢体肿胀情况；术口敷料及术区引流管情况（是否固定、干洁、通畅）；引流肢体指、趾端末梢血循环情况；合作程度。

3. 告知患儿及家属以取得配合。

4. 检查用物是否备齐。

【操作中】

1. 核对医嘱，携用物至患儿床旁。

2. 核对患儿姓名，做好解释。

3. 患儿取舒适卧位。

4. 铺一次性中单。

5. 戴手套。

6. 遵医嘱对骨髓腔、关节腔进行灌注冲洗。常用生理盐水持续冲洗。术后1～2 h冲洗速度较快，每分钟维持在100～120滴，目的是防止堵管（图5-3-2）。

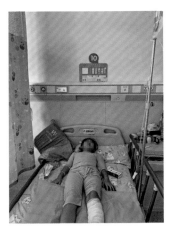

7. 及时更换冲洗液。

8. 倾倒引流液，观察引流液颜色、性状、量。

9. 妥善固定引流管，保持引流管通畅（图5-3-3）。

图5-3-2　灌注冲洗

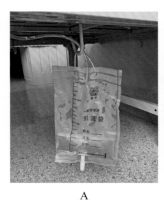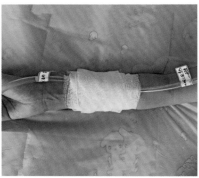

A   B

图5-3-3　妥善固定(A,B)

10. 脱手套,手消毒,携用物至处置间,将引流液按照原则进行处理。

【操作后】

整理用物,记录引流液颜色、性状及量。

三、引流管护理要点

1. 术后骨髓腔、关节腔内留置2根引流管,分别为冲洗管、引流管,要标识清楚。

2. 观察冲洗量与引流量在单位时间内是否平衡。

3. 保持伤口敷料干洁,发现潮湿及时更换。

4. 冲洗期间注意观察患肢肿胀情况。

5. 搬动患儿和翻身时,注意保护好管道,避免滑脱、掉落、打折、拉扯、扭曲等。

6. 做好家属的健康教育,告知其目的、注意事项以利于引流期间的配合。

四、并发症识别及处理

（一）出血

【临床表现】

引流管短时间内大量新鲜血液引流出，或之前引流液颜色转为鲜红色。

【处理措施】

1. 观察引流液的颜色、性状、引流量，并准确记录。

2. 观察患儿的生命体征变化、意识及肢体活动情况。

3. 发现异常及时报告医生给予相应处理。

4. 做好再次手术的准备工作。

（二）引流管堵塞

【临床表现】

1. 引流管内无液体流出。

2. 引流液自放置引流管部位渗出。

3. 患肢肿胀明显。

【处理措施】

1. 巡视中可适当挤压引流管，以保持通畅。

2. 患儿翻身或体位变换时，注意观察是否有扭曲或受压。

3. 实施任何的操作时，动作应规范、轻柔。

4. 单位时间内冲洗量和引流量不平衡时，及时告知医生。

5. 密切观察患肢肿胀情况。

五、注意事项

1. 严格执行无菌操作，任何相关操作要求戴无菌手套。

2. 术后骨髓腔、关节腔内留置2根引流管，分别为冲洗管、引流管，要标识清楚。

第四节　脊柱术后引流管

一、概述

（一）概念

脊柱术后引流是治疗儿童脊柱畸形常用的治疗技术，也是促进疾病早日康复的重要手段之一。对于儿童常见脊柱疾病患儿手术后的病情动态观察、机体早期康复、预防和早期发现并发症起着重要的作用。

（二）目的

及时将手术区域的组织渗出液、血液、引流出体外，防止体液淤积导致术后感染、压迫神经等；有利于组织修复和创口愈合。

（三）适应证

1. 脊柱侧弯畸形术后引流。
2. 脊柱后凸畸形术后引流。
3. 脊柱肿瘤术后引流。
4. 脊柱创伤引流。

（四）禁忌证

无绝对禁忌证。

二、脊柱术后引流管维护流程

（一）执行者

由注册护士执行；进修护士能力得到带教者认可后，方可执行；非注册护士、实习护士需在注册护士督导下执行。

（二）患儿评估

评估患儿的病情及配合程度；评估伤口有无渗液、渗血；评估引流管的固定情况。

（三）用物准备

一次性中单、治疗车、无菌手套、量杯。

（四）操作步骤

【操作前】

1. 确认患儿身份，核对医嘱。

2. 评估内容：患儿生命体征、引流管放置部位、引流目的及目标量；术口敷料及术区引流管情况（是否固定、干洁、通畅）；引流液情况（颜色、性状、量）；合作程度。

3. 告知患儿及家属以取得配合。

4. 检查用物是否备齐（图5-4-1）。

【操作中】

1. 核对医嘱，携用物至患儿床旁。

2. 核对患儿姓名，做好解释。

3. 患儿侧卧位。

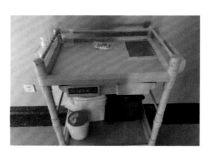

图5-4-1　用物准备

4. 铺一次性中单。

5. 戴手套。

6. 遵医嘱更换引流袋,测量引流量。

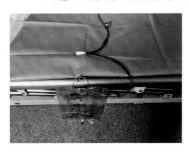

图5-4-2　观察引流液

7. 倾倒引流液,观察引流液颜色,性状、量(图5-4-2)。

8. 妥善固定引流管,保持引流管通畅。

9. 脱手套,手部消毒,携用物回处置间,将引流液按照处置原则进行处理。

【操作后】

整理用物,记录引流液颜色、性状及量。

三、引流管护理要点

1. 术后伤口有无渗出,伤口周围有无肿胀。

2. 密切观察术口、引流量在单位时间颜色、性状及量,并准确记录(图5-4-3)。

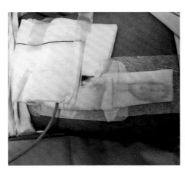

图5-4-3　术口、引流量观察

3. 如果引流液出淡血性或清亮液,应立即通知医生进行处理。

4. 术后去枕平卧6 h,6 h后可以协助翻身,主要以平卧和侧卧为主,并遵从轴线翻身原则,搬动患儿和翻身时,注意保护好管道,避免滑脱、掉落、打折、拉扯、扭曲等。

5. 做好家属的健康教育, 告知其目的、注意事项以利于引流期间的配合。

四、并发症识别及处理

（一）脑脊液漏

【临床表现】

引流液颜色由暗红色变为淡红色清亮液体, 量由小变大, 伤口渗出、皮下积液穿刺抽出淡红色清亮液体。

【处理措施】

根据症状分析原因如果出现脑脊液漏应立即遵医嘱减低压力, 引流管拔出后协助患儿给予俯卧位或左右侧卧, 避免平卧位, 保持5~10天, 加压包扎, 观察伤口周围有无渗出, 如有渗出应及时通知医生更换敷料。

（二）神经损伤

【临床表现】

1. 肢体出现感觉功能障碍或减退。

2. 大小便反射功能障碍或减退。

【处理措施】

3. 及时评估患儿下肢运动感觉功能的变化, 出现肢体运动感觉、大小便反射功能障碍或减退, 立即报告医生。

4. 遵医嘱做好X线片、MRI等辅助检查的准备, 排除血肿压迫脊髓。

5. 做好心理护理, 安抚患儿家属。

五、注意事项

1. 严格执行无菌操作,任何相关操作要求戴无菌手套。
2. 操作时动作轻柔,避免管道意外滑脱。

参 考 文 献

［1］李小涵.基础护理学［M］.第6版.北京：人民卫生出版社，2017.

［2］鞠梅，何平.护理技能综合实训［M］.北京：人民卫生出版社，2017.

［3］李春燕.美国INS2016版《输液治疗实践标准》要点解读［J］.中国护理管理，2017，17（2）：150-153.

［4］冯雁，杨顺秋，金丽芬.新编临床常用50项护理技术操作规程及评分标准［M］.北京：军事医学科学出版社，2012.

［5］韩秋英，李兰，蔡志云，等.静脉治疗信息化精准质控模式的建立及临床实践［J］.护理学杂志，2020，35（10）：43-46.

［6］中华护理学会静脉输液治疗专业委员会.临床静脉导管维护操作专家共识［J］.中华护理杂志，2019，54（9）：1334-1342.

［7］虞露艳，应燕，王秋月，等.小儿外周静脉导管敷贴固定和更换的最佳证据应用［J］.中华护理杂志，2019，54（3）：356-362.

［8］张敏，李武平，成翼娟，等.西部医院践行《静脉治疗护理技术操作规范》的调查分析［J］.中国护理管理，2018，18（5）：632-635.

［9］胡娟，赵莹莹，黄燕.四川大学华西第二医院静脉输液治疗现状调查［J］.实用医院临床杂志，2019，16（6）：220-222.

［10］中华护理学会.超声引导下PICC置管专业技术培训班教程［M］.北京:中华护理学会,2017.

［11］黄一敏,徐伟珏,吴一波,等.小儿完全植入式静脉输液港导管相关性血流感染的诊治——附4例报道［J］.临床小儿外科杂志,2020,19(10):939-942,956.

［12］姚龙燕,丘伟兰,袁间梅.新生儿PICC导管相关并发症发生危险因素及护理对策［J］.护理实践与研究,2020,17(12):25-27.

［13］傅麒宁,吴洲鹏,孙文彦,等.《输液导管相关静脉血栓形成中国专家共识》临床实践推荐［J］.中国普外基础与临床杂志,2020,27(4):412-418.

［14］孙红,王蕾,聂圣肖,等.《临床静脉导管维护操作专家共识》解读［J］.中华现代护理杂志,2020,26(36):5004-5010.

［15］中国医师协会介入医师分会.植入式给药装置介入专家共识［J］.中华医学杂志,2019,99(7):484-490.

［16］中心静脉通路上海协作组,上海市抗癌协会实体肿瘤聚焦诊疗专委会血管通路专家委员会.完全植入式输液港上海专家共识(2019)［J］.介入放射学杂志,2019,28(12):1123-1128.

［17］钟华荪,李柳英.静脉输液治疗护理学［M］.第3版.北京:人民军医出版社,2014.

［18］Mary Alexander, Ann Corrigar, Lisa Corski,等. 2016 Infusion Nursing［M］. Supplement to January/February 2016 Volume 39, Number 1S ISSN 1458-1533.

［19］中华人民共和国国家卫生和计划生育委员会.中华人民共和国卫生行业标准静脉治疗护理技术操作规范［S］.中华人民共和国国家卫生和计划生育委员会.2014.5.1 ICS 11.020 C 50. WS/T 433-2013.

［20］蔡虻,高凤莉.导管相关感染防控最佳护理实践专家共识
［M］.北京:人民卫生出版社,2018.

［21］蔡虻,王霞,孙超,等.导管相关感染防控最佳护理实践:
从常规到循证［J］.中华现代护理杂志,2020,26(13):
1681-1687.

［22］儿童静脉输液治疗临床实践循证指南工作组.儿童静脉输
液治疗临床实践循证指南［J］.中国循证儿科杂志,2021,
16(1):1-42.

［23］张琳琪.《儿童动脉血气分析临床操作实践标准》要点解读
［J］.中国护理管理,2021,21(4):592-595.

［24］中华医学会麻醉学分会.2014版中国麻醉学指南与专家共
识［M］.北京:人民卫生出版社,2014.

［25］李乐之,路潜.外科护理学［M］.第6版.北京:人民卫生出
版社,2017.

［26］崔焱,仰曙芬.儿科护理学［M］.第6版.北京:人民卫生出
版社,2017.

［27］王彩云,贾金秀.神经外科临床护理思维与实践［M］.北
京:人民卫生出版社,2013.

［28］欧阳良美.颅脑手术后脑室引流管的护理干预及术后康复
情况研究［J］.当代护士(中旬刊)2019,26(1),43-46.

［29］马慧,杨诞凤,毛仁玲.脑脊液外引流管理证据转化及应用
效果［J］.中国实用护理杂志,2021,37(7),505-510.

［30］王振明,宫剑.儿童开颅术后脑脊液外引流与颅内感染的相
关性研究［J］.首都医科大学学报,2021,42(2),269-272.

［31］中华医学会神经外科学分会,中国神经外科重症管理协作
组.神经外科脑脊液外引流中国专家共识(2018版)［J］.中
华医学杂志,2018,98(21),1646-1649.

［32］李龄,雷霆.小儿神经外科学［M］.第2版.北京:人民卫生

出版社,2011.

［33］浪红娟,侯芳.神经外科专科护士实用手册［M］.北京:人民卫生出版社,2016.

［34］赵晓辉,陈海花,赵毅.神经外科常见疾病护理流程［M］.北京:军事医学科学出版社,2013.

［35］吴欣娟.临床护理技术操作并发症与应急处理［M］.北京:人民卫生出版社,2016.

［36］郑珊.实用新生儿外科学［M］.北京:人民卫生出版社,2013.

［37］胡晋平.五官科护士规范操作指南［M］.北京:中国医药科技出版社,2016.

［38］曲荣坤.22例全耳廓再造术后耳部负压引流故障观察与处理［J］.中华护理杂志,2006,41(9):816-817.

［39］赵耀华,夏成德,邵国益,等.软组织分层放置自制引流管行负压伤口疗法的临床应用33例［J］.中华烧伤杂志,2020,36(6):493-496.

［40］汪华侨,常湘珍,朱庆棠,等.负压封闭引流技术专题座谈会专家意见［J］.中华显微外科杂志,2014,37(3):209.

［41］李小寒,尚少梅.基础护理学［M］.第6版.北京:人民卫生出版社,1997.

［42］林静静.三腔导尿管配合膀胱冲洗在外科留置导尿管患儿中的应用效果［J］.医疗装备,2020,33(12):173-175.

［43］何保玉,唐文豪,侯小飞,等.导尿术的改良与临床应用［J］.实用医学杂志,2010,26(2):295-296.

［44］黄金.营养管理专科护士临床工作手册［M］.北京:人民卫生出版社,2018.

［45］李增宁,石汉平.临床营养操作规程［M］.北京:人民卫生出版社,2016.

［46］朱冬梅，张爱琴．重症患儿导管护理指南［M］．南京：东南大学出版社，2019．

［47］刘大为．实用重症医学［M］．第2版．北京：人民卫生出版社，2017．

［48］席淑新．耳鼻咽喉科护士手册［M］．北京：人民卫生出版社，2009．

［49］吴欣娟，张晓静．实用临床护理操作手册［M］．北京：中国协和医科大学出版社，2018．

［50］丁淑贞，吴冰．耳鼻喉科临床护理［M］．北京：中国协和医科大学出版社，2016．

［51］高玉芳，魏丽丽，修红．临床实用护理技术及常见并发症处理［M］．第2版．上海：上海科学技术出版社，2017．

［52］吴惠平，罗伟香．护理技术操作并发症预防及处理［M］．北京：人民卫生出版社，2014．

［53］喻文亮，钱素云，陶建平．小儿机械通气［M］．北京：人民卫生出版社，2012．

［54］重症患儿早期肠内营养临床实践专家共识［J］．中华危重病急救医学，2018，30（8）：715-721．

［55］中华医学会肠外肠内营养学分会儿科学组，中华医学会小儿外科学分会新生儿外科学组，中华医学会小儿外科学分会肛肠学组，等．儿童围手术期营养管理专家共识［J］．中华小儿外科杂志，2019，40（12）：1062-1070．

［56］詹昱新，杨中善，许妮娜，等．神经外科ICU患儿肠内营养支持误吸预防的最佳证据总结［J］．护理学杂志，2018，33（24）：82-86．

［57］陈国庆，宋秀银，郭彦萍．肠内营养耐受评估干预对ICU危重症患儿营养状况及肠内营养耐受性的影响［J］．齐鲁护理杂志，2020，26（7）：123-126．

［58］黄宇博，张小雪.结构性营养护理管理模式在胃癌术后早期经鼻空肠营养管肠内营养患儿中的应用［J］.贵州医药，2020,44（5）：828-830.

［59］白立红.危重症患儿应用肠内营养的常见并发症及护理措施——评《肠内营养护理手册》［J］.中国医学装备，2020,17（5）：227-228.

［60］周芸.临床营养学［M］.第4版.北京：人民卫生出版社，2017.

［61］郑显兰.儿科危重症护理学［M］.北京：人民卫生出版社，2015.

［62］钱素云.儿科重症营养治疗［M］.北京：科学出版社，2017.

［63］张铮铮，秦妍，陶金好，等.儿童长期机械通气的模式和管理［J］.中国小儿急救医学，2020,27（6）：438-442.

［64］张波，桂莉.急危重症护理学［M］.第4版.北京：人民卫生出版社，2017.

［65］许峰.实用儿科机械通气操作手册［M］.北京：人民卫生出版社，2018.

［66］武艳，徐琴，周春苗，等.婴幼儿经鼻气管插管护理质量评价指标体系的构建［J］.护理学报，2019,26（23）：25-28.

［67］晁会，马小蓓，涂淑敏，等.1例经鼻气管插管病人的舒适护理［J］.全科护理，2018,16（25）：3198-3199.

［68］黄小妹，张燕，刘恋，等.改良型胶布固定法在小儿经鼻气管插管中的应用［J］.护士进修杂志，2018,33（3）：271-272.

［69］韩杰，席淑新.耳鼻咽喉头颈外科护理与操作指南［M］.北京：人民卫生出版社，2019.

［70］杨卫泽，刘雪莲，闫浩敏.耳鼻咽喉科专科护理服务能力与管理指引［M］.沈阳：辽宁科学技术出版社，2020.

［71］胡秀英，宁宁.耳鼻咽喉-头颈外科护理手册［M］.第2版.

北京：科技出版社,2015.

［72］陈香美.腹膜透析标准操作规程［M］.北京：人民军医出版社,2010.

［73］陈香美.血液净化标准操作规程［M］.北京：人民军医出版社,2010.

［74］中国医院协会血液净化中心分会血管通路工作组.中国血液透析用血管通路专家共识（第2版）［J］.中国血液净化,2019,18(6)：365-381.

［75］王质刚.血液净化学［M］.第4版.北京：北京科学技术出版社,2016.

［76］沈颖.儿童血液净化标准操作规程［M］.北京：人民卫生出版社,2013.

［77］王笑云,陈靖.血液净化关键技术［M］.南京：江苏科学技术出版社,2012.

［78］沈颖,易著文.儿科血液净化技术［M］.北京：清华大学出版社,2012.

［79］陈晓辉.血液净化在ICU的应用［M］.北京：科学技术文献出版社,2012.

［80］文艳秋.实用血液净化护理培训教程［M］.北京：人民卫生出版社,2010.

［81］孙雪峰.血液透析中心静脉导管如何合理抗凝［J］.中国血液净化,2015,14(1)：13-17.

［82］龙村,侯晓彤,赵举.ECMO：体外膜肺氧合［M］.第2版.北京：人民卫生出版社,2016.

［83］李欣,王伟.危重病体外心肺支持［M］.第3版.北京：中国环境出版社,2010.

［84］张雪飞,宋玲,张丹羽.多学科合作在预防患儿体外膜肺氧合辅助期间下肢压力性损伤中的应用［J］.中国医药,

2019,14(6): 914-917.

[85] 李丽, 赵杭燕, 虞晓芬, 等. ECMO联合左心减压治疗儿童暴发性心肌炎1例的护理[J]. 护理与康复,2021,20(2): 55-57.

[86] 刘大为. 实用重症医学[M]. 第2版. 北京: 人民卫生出版社,2017.

[87] 方秀新, 王庆华. 护理临床实习教学指南[M]. 北京: 人民卫生出版社,2009.

[88] 石丽. 实用心胸血管外科护理及技术[M]. 北京: 科学出版社,2008.

[89] 楼建华. 儿科护理操作指南[M]. 第2版. 上海: 上海科学技术出版社,2012.

[90] 李国宏. 60项护理技术操作流程[M]. 南京: 东南大学出版社,2015.

[91] 于蓬勃, 王晓峰, 张宏兵, 等. 引流管管理在脑室出血置管引流术中的应用[J]. 中国临床神经外科杂志,2020,25(6): 397-398.

[92] 张南南, 邱若薇, 裴华清, 等. 集束化策略预防脑室外引流颅内感染的临床研究[J]. 创伤外科杂志,2020,22(7): 502-506.

[93] 王燕妮, 齐鸿燕, 邰隽. 微创负压抽吸技术治疗儿童淋巴管畸形25例诊治分析[J]. 中华小儿外科杂志,2018,39(6): 456-460.

[94] 沈媛, 杨贵红, 邓芳. 健康教育路径表在小儿胸腔闭式引流术后的应用[J]. 国际护理学杂志,2016,35(6): 809-811.

[95] 夏熙明, 吕国忠. 负压吸引技术用于腹部闭合切口预防性治疗: 一项随机对照试验荟萃分析[J]. 中华烧伤杂志,2020, 36(7): 533.

［96］陈孝平,汪建平,赵继宗.外科学［M］.第9版.北京:人民
　　　卫生出版社,2018.

［97］杜克,王守志.骨科护理学［M］.北京:人民卫生出版社,
　　　1999.

［98］宁宁,成翼娟,李继坪.儿科护理手册［M］.北京:科学出
　　　版社,2011.

［99］蔡林英.导管护理指引［M］.上海:复旦大学出版社,2021.

［100］许蕊凤.实用骨科护理技术［M］.北京:人民军医出版社,
　　　　2015.